醫學是什麼？

WHAT IS MEDICINE?

張天鈞◆著

序

　　二〇〇二年九月二十日，時報出版公司的莫昭平總經理送我一本書，是一九九四年諾貝爾文學獎得主──大江健三郎寫的《為什麼孩子要上學？》。這本書主要的對象是少年，書中細膩的插圖還是大江健三郎的夫人大江由佳里畫的。莫總經理跟我說：「你寫了那麼多各式各樣的文章，又畫了那麼多的圖，為什麼不嘗試為小孩子寫一本書呢？」雖然我當時答應說好，可是這個承諾一直都沒實現。

　　直到有一天，過去邀請我出版《名畫與疾病》一書的出版社，突然寫了一封電子郵件給我，想邀請我針對高中生及大學修通識課程的學生，或對醫學有興趣的讀者，寫一本《醫學是什麼？》的書。我覺得過去想要做的事，是應該兌現了，雖然對象的層次比小孩子高，於是回信說可以考慮。出版社的總編輯林新倫先生和副總編輯閻富萍小姐就到辦公室找我商談細節。他們回去以後，我就擬妥大綱，想好《醫學是什麼？》要讓讀者知道哪些內容。

　　其實從很多年前起我就是台大醫學院通識教育課程的召集委員，為醫學院和非醫學院的學生設計通識課程。而《醫學是什麼？》可以讓初進醫學院的學生瞭解未來要學習什麼，其他科系的學生到底在做什麼，如何配合，也可以讓非醫學院的學生，以及一般民眾，瞭解醫學的過去、現在與未來，並對醫學工作者從事的內容有所瞭解。此外它可以讓中學生在看完本書後，瞭解自己的興趣是否適合從事醫學，而做出最佳的選擇。

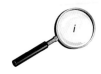

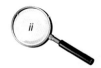

　　如果社會大眾在看完這本書後，能夠增進對醫學的瞭解，而中學生除了認識醫學這個領域以外，也能對自己的未來，做最適當的規劃，那就達到寫這本書的目的。

台大醫學院內科教授

張天鈞

二○○五年五月七日

目　錄

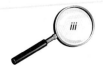

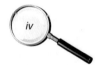

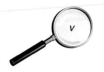

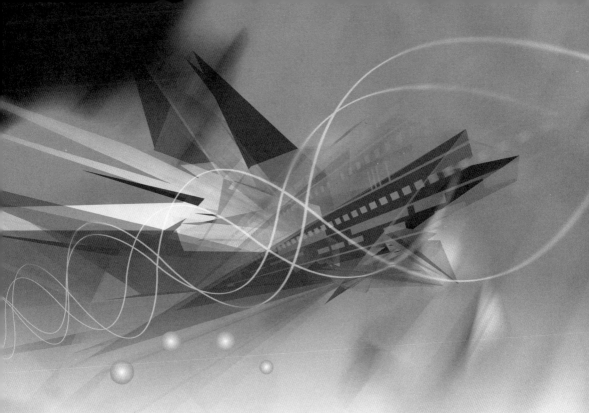

Part 1
醫學的定義與起源

WHAT IS MEDICINE？

1 醫學的定義與起源

1.1 醫學的定義

1.2 醫學的起源

1.1　醫學的定義

　　根據布雷尼（Brainy）字典的說法，醫學（medicine）是一種預防、治癒或改善疾病的科學。不過有趣的是英文"medicine"這個字，它也可以翻譯作「藥」，也就是用來治病的藥物。而治療疾病，常脫離不了藥物。

　　雖然現代人對「醫學」這兩個字的定義並不模糊，而且將之稱為科學，但事實上，遠古時代的醫學，從我們現在的眼光看來，並不是那麼科學，甚至有點巫術、古怪與不合理的感覺。

　　在瞭解現代醫學之前，讓我們先來瞭解東方和西方醫學的起源。

1.2　醫學的起源

1.2.1　中國醫學的起源

　　古代人迷信鬼神，人有疾病，便有掌管疾病之神；人有治病之醫生，便有治病之醫神。中國傳說中的醫神為伏羲、神農和黃帝（圖一）。相傳伏羲作八卦，而神農嘗百草，為中國藥學的起源；黃帝作內經，則為中國醫學的起源（西元前二十二世紀至西元前一〇六六年）。不過這都是神話，因為《神農本草經》與《黃帝內經》其實是後人的集體創作。

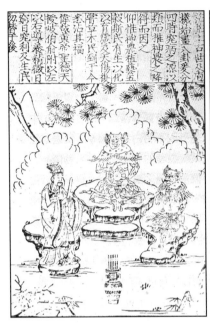
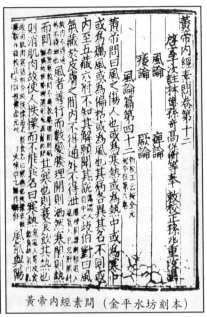

圖一　伏羲、神農和黃帝像　　　　圖二　《黃帝內經》局部

　　《神農本草經》是中國最古老的本草典籍，這本書寫成於後漢之時，是先人知識的累積，而冠以「神農」兩字，是將經驗歸美於一位象徵性的人物。這本書將藥物分為上、中、下三種。上藥為養命之藥，屬抗老的神仙藥；中藥為養生的強壯藥；下藥則是治病的醫藥。

　　至於《黃帝內經‧素問靈樞》（圖二），簡稱《內經》，大概是集中國西漢以前思想之大成。它有些科學的成分，粉碎了「信巫不信醫」的宗教迷信，以「死生有道」的科學論證，否定「死生有命」的宿命論。它包含陰陽五行的思想，也講求經絡氣血和針灸，但由於不重視真正的解剖學變化，也產生了深遠的影響，致使中國醫學的進展始終遲滯不前。梁啟超曾說：「陰陽五行說」

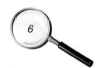
爲二千年來迷信之大本營……此種詭異之組織遂兩千年蟠據全國人之心理，且支配全國人之行事。嘻！吾輩死生關係之醫學留此種觀念之產物。」

另外，後漢張仲景（西元150-219年）所著之《傷寒論》，亦爲傳統醫學內科的古典重要著作。他歸納急性發熱病的症候，憑其症候及脈型，以決定治療方針。症候包括汗、吐、下等，而發汗主要用麻黃湯治療。至於患者所患何病，及解剖、生理變化如何，則少有過問。張仲景還另著有《金匱要略》，載有藥方二百六十二種，比《傷寒論》之一百一十三方爲多。

西晉末東晉初的葛洪（西元261-341年）則著有《肘後備急方》，在裏面記載有天花和結核病之症狀，是世界上最早的歷史文獻。此外對於肝炎之黃疸，亦分辨出潛伏期和出現期的症狀，以及小便的變化。而「肘後」的意思是隨手可得，亦即爲一般人提供有效和容易得到的配方。

而在南朝的宋、齊、梁三個朝代時的陶弘景（西元452-536年），著有《名醫別錄》，這是自《神農本草經》之後的一部著名藥典，它摒棄了《神農本草經》的上中下三品的原始分類法，而依其來源分類，把七百三十種藥物分成玉石、草木、蟲魚、禽獸、果菜、米食和有名無用等七大類。

到了明朝，李時珍（圖三）（西元1518-1593年）花了二十六

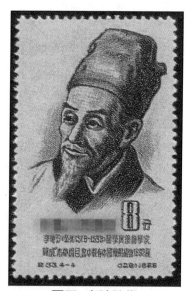

圖三　李時珍像

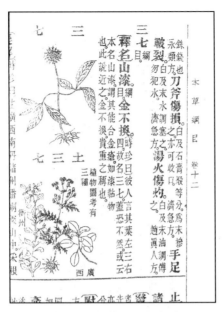

圖四　《本草綱目》局部

年的功夫，完成了《本草綱目》（圖四）一書，此書不僅被國內
醫學家奉爲圭臬，連歐美學者也頗重視，稱之爲中國寶藏，到現
在仍爲研究中草藥的重要參考書。

　　至於在醫學倫理方面，唐代孫思邈（西元581-673年）所著的
《千金方》內〈論太醫精誠〉，與西方的希伯克拉底誓言，其實有
共通之處，茲抄錄一段於下：「凡太醫治病，必當安神定志，無
欲無求，先發大慈惻隱之心，誓願普救含靈之苦。若有疾厄來求
救者，不得問其貴賤、貧富、長幼、妍媸、怨親善友、華夷、愚
智，普同一等，皆如至親之想，亦不得瞻前顧後，自慮吉凶，護
惜生命。見彼苦惱，若己有之，深心悽愴，勿避嶮巇、晝夜、寒
暑、飢渴、疲勞，一心赴救，無作工夫形跡之心。如此可爲蒼生
太醫，反此則是含靈巨賊。」

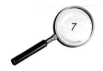

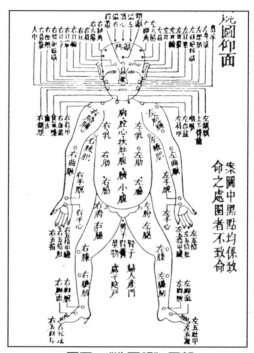

圖五　《洗冤錄》局部

　　其他在法醫學方面，宋慈（西元1186-1249年）著的《洗冤錄》（圖五），則是法醫學的重要著作，其內容包括驗傷、驗屍的方法，目前已被翻譯成多國文字。

　　此外針灸亦是中國傳統醫學中很重要的一部分，在《黃帝內經》內可以找到針灸的起源，可發現原來最早是用石針。晉武帝時，皇甫謐綜合各家學說，寫成中國第一部針灸學的專書——《甲乙經》。宋朝王惟一則設計鑄製銅人，校正穴位部位，統一名稱和數字，又著《銅人俞穴針灸圖經》一書來說明銅人。明代萬曆年間的針灸大師楊繼洲，以臨床四十多年的經驗，寫了一部《針灸大成》，爲針灸學的經典之作。

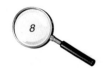

　　不過中國整體的醫學進展有限，其實這和中國人不注重解剖有關。雖然《黃帝內經》曾有粗略的人體解剖記載，漢朝的王莽曾把人抓來，命太醫尚方和劊子手將之剖開胸腹量度五臟，但這些並沒有流傳後代；到了宋朝也有利用解剖犯人繪成的「歐希範五臟圖」，以及「存真環中圖」，但後來則不再興盛。

1.2.2　西方醫學的起源與發展

　　古埃及的因霍特普（Imhotep, 2686-2613 BC）（圖六）被證實是最早的醫生。在古埃及，醫學技術已經分成各種專門，每個醫生專治一種疾病，有的治眼，有的治頭，有的治牙等等。

　　而西元前一九○○年巴比倫的漢摩拉比法典（圖七），就規定醫生的刑事責任，例如：「若醫生用手術刀行大手術，而將病

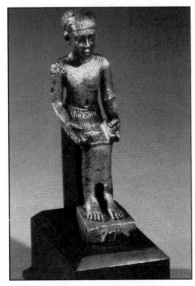　　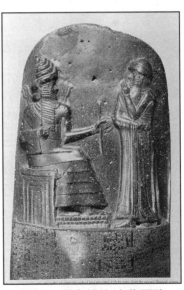

圖六　因霍特普像　　　　　圖七　漢摩拉比法典石碑

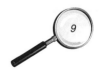

人治死……則罰以斷手之罪。」這些刑責是相當嚴厲，也是相當
不合理的法令。只是因太嚴厲，因此反而沒有好好執行。不過巴
比倫倒是最早注意動物解剖和人體解剖的民族，而且是首先在法
典中規定醫生責任的民族。

　　雖然希臘早期的醫學知識（圖八）被認為是醫學最初的搖
籃，但今天已經知道，希波克拉底學派受了巴比倫、亞述、義大
利，甚至是古埃及的影響。

　　而被尊稱為「世界醫學始祖」的希波克拉底（Hippocrates）
（圖九）於西元前四六三年出生於希臘科斯小島上。他創建的學
說是：「疾病是一個自然過程，症狀是身體疾病的反應，醫生的
主要功用是幫助身體的自然力量。」而希波克拉底誓言，也成為
醫師誓言的範本，當時的原文是這樣的：

　　我謹在醫神阿波羅、阿斯克來皮斯，健康之神海吉雅（圖
　　十）、痊癒之神巴拿西，以及男女諸神之前宣誓：我將盡我
　　之所能和判斷履行此誓言。我當尊敬師親如父母，與之同甘
　　共苦，共有無；視其子女如昆季；如彼等願從我學醫，我當
　　盡心傳之業而無須報酬與契約；對於吾子及我師之子，以及
　　凡照醫法與我訂約宣誓之生徒，我均以口授、書傳及其他方
　　式盡心而傳之；凡未宣此誓之人我當不教。我決盡我之所能
　　與判斷為病人利益著想而救助之，永不存一切邪惡之念。即
　　使受人請求，我亦絕不給任何人以毒藥，亦絕不提此議。我
　　絕不行墮胎之術；我決定保持我之行為與職業之純潔與精
　　神。我絕不給膀胱結石患者行刀割之術，而聽其由精於此術
　　之匠人施之。凡我進入任何人之房舍，皆為病人之利益，絕
　　不存任何謬妄與害人之企圖，更不誘使男女奴隸或自由民行

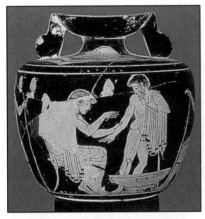

圖八　希臘早期的醫學圖

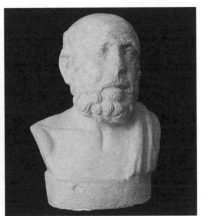

圖九　「世界醫學始祖」希波克拉底雕像

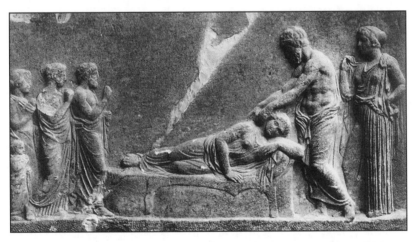

圖十　希臘醫神阿波羅、阿斯克來皮斯及健康之神海吉雅圖像

淫穢之事。凡我執業或社交，所見所聞，無論與我之醫業有無關係，凡不應宣洩者，我當永守秘密。倘我履行此誓，始終不渝，願神當佑我事業永昌，以醫濟世，受人尊敬；倘我食言背誓，則甘受一切責罰。

以下同時用我在一九七四年當實習醫師第一天宣示的醫師就職宣言（世界醫學協會一九四八年日內瓦大會採用）給大家作對照：

准許我進入醫業時：我鄭重地保證自己要奉獻一切為人類服務。我將要給我的師長應有的崇敬及感戴；我將要憑我的良知和尊嚴從事醫業；病人的健康應為我的首要顧念；我將要尊重所寄託予我的秘密；我將要盡我的力量維護醫業的榮譽和高尚的傳統；我的同業應視為我的同胞；我將不容許有任何宗教、國籍、種族、政見或地位的考慮介乎我的職責和病人之間；我將要最高地維護人的生命，自從受胎時起；即使在威脅之下，我將不運用我的醫業知識去違反人道。我鄭重地、自主地並且以我的人格宣誓以上的約言。

而在以《論醫生》為名的偉大著作中，希波克拉底提到：

沒有疑問，對醫生來說，重要的一點是具有良好的儀表和充分的營養，因為人們認為不會照顧自己身體的人，也不會照顧別人的身體。醫生應當懂得怎樣在適當的時候保持沈默，並且生活應當正常有規律，因為這樣對醫生的名譽很有關係。醫生的行為應當誠實，並且在誠實的人面前應當溫和容忍。醫生的動作不得衝動，也不可輕率；需保持鎮靜，態度要平和，永遠不應當發脾氣，也不應當太放蕩。

在希波克拉底之後，由於亞歷山大的征伐和政治改革，以及於西元前三三二年建立亞歷山大城（埃及），希臘在文明世界中失去了文化的領導地位。

這時亞歷山大學派以極大的熱忱從事解剖學、生理學和實驗病理學的研究，而希臘的醫生則漸漸地在羅馬各地行醫，並且被認為比羅馬醫生高明。希臘醫生行醫不分內科、外科，他們行放血術，也賣藥。漸漸的擠近了貴族家中，後來也變成了羅馬共和國的公民。

在羅馬帝國極盛時期，「方法論」是最重要的學派。其中最著名的為索拉納斯，他被稱為方法論學派之王，也可以說是婦科和產科的創始人，時為西元一百年左右。他瞭解子宮的位置、變化，以及絨毛膜的存在，並且認為性交和月經及子宮有關，建議用棉、油膏或脂油類堵塞子宮，以防止受孕。

此外，當時也注意到衛生的重要，強調房子要有衛生設備，還要有很大的溝渠。當時的維特魯維烏斯（Vitruvius）還推測常見的甲狀腺腫與水質有關。

至於當時對醫學很有貢獻的當屬塞爾薩斯（Celsus），他在西元二五年至三五年完成了百科全書中的《論醫學》，成為很多醫生的重要醫典。他當時已經知道耳朵有半規管，也觀察到割開動脈有血噴出（希波克拉底則認為動脈含氣）的現象。而對瘧疾發燒的形式，亦有精確的記載，不過許多疾病，例如頭痛、咽喉炎，他建議放血。對於減肥，他則認為應每天吃一餐、經常拉肚子、少睡覺、用鹽水洗澡、運動和按摩。在水療方面，他也談得很詳細，大概是第一個適當規定水療適應症的人。

在其著作中，也可看到他對一百多種外科儀器的描述。在龐貝古城挖掘出的儀器，現陳列於義大利那不勒斯博物館內，與塞

爾薩斯所描述的完全符合。

　　因此塞爾薩斯可說是義大利古典醫學史中最有才幹的人。他吸取希臘、埃及和羅馬的醫學知識，而集其大成。在醫學倫理上，他大聲疾呼醫生應當承認自己的錯誤，他認為「誠摯的承認自己所犯的過錯，對於一個有大智慧的人是當然的」，因為由此可以有益於後人，避免犯相同的錯誤。

　　隨後的蓋倫（Galen, 138-201）（圖十一），出生於小亞細亞的柏加蒙，曾在亞歷山大城學習解剖學和醫學，後來到羅馬。他不但是名醫，而且著作頗多。例如在「血液流動學說」中，他認為兩心室的交通是通過不可見的小孔（圖十二），雖然後來證明這是錯的，不過他認出了十二對腦神經中的七對，並區別了腦運動神經和感覺神經。事實上，他對於腦大部分的大體構造的瞭解，和我們今日一樣；更重要的是他做了很多動物實驗。但也由於他的權威，導致醫學進展有一段相當長的時間停滯不前。

　　一直到一三一六年，第一部解剖學教科書出現了，它是由蒙狄諾執筆寫的，但它比較像是一本手冊，書內所用的名詞術語一部分取自阿拉柏，一部分來源無法肯定，但他的講述只是反映了蓋倫的傳統思想。

　　到了文藝復興時期，達文西（Leonardo da Vinci, 1452-1519）（圖十三）對人體解剖作了敏銳的觀察。他的解剖學研究與前面提到的蒙狄諾或蓋倫毫無關係，他也不曾去注意學院派的傳統。達文西親手把屍體的皮膚剝下，並非常仔細地將其素描下來，他畫出骨骼系統、肌肉和神經。可是他的工作當時並沒有受到應有的重視，主要是因為其手稿（圖十四）幾百年後才被發現。

　　維薩里（Vesalius, 1514-1564）（圖十五）出生於布魯塞爾，在巴黎求學，後赴義大利帕多瓦教解剖學。一五四三年，他發表

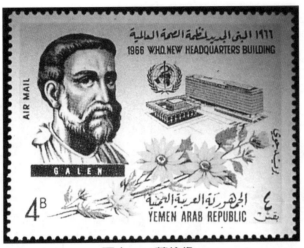

圖十一　蓋倫像

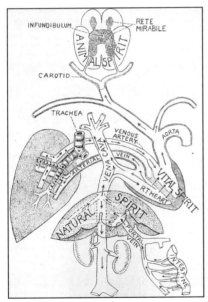

圖十二　蓋倫「血液流動學說」
　　　　簡圖

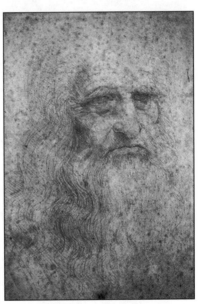

圖十三　達文西像

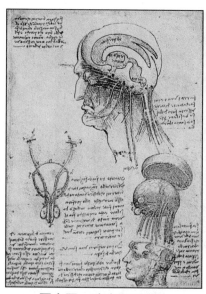
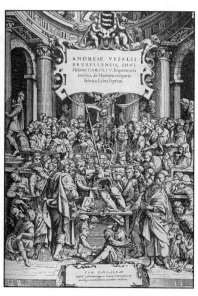

圖十四　達文西手稿　　　　圖十五　維薩里教授解剖學

了劃時代的巨作《人體的構造》（圖十六），此書推翻了蓋倫的解剖學理論基礎，因此受到很多人的攻擊，他只好離開帕多瓦到馬德里，當查理五世和其繼承者菲利普二世的御醫。他在一五六三年渡海去耶路撒冷，歸途中船在贊德（Zante）島遇難，他自己也因患了嚴重感冒而去世，最後埋葬於贊德島。不過他和卡爾卡這位藝術家合作的解剖學圖譜，使他被尊稱為解剖學之父。根據近代內科學導師歐斯勒（W. Osler, 1849-1919）的看法，現代醫學著實發端於此。而法羅比奧（Fallopius, 1523-1562）則是他的後繼者，現代人用他的名字為輸卵管（fallopiun tube）命名。

　　在解剖學弄清楚以後，帶動了生理學的進步。哈維（圖十七）於一五七八年生於英國，一六○二年在帕多瓦大學獲得博士學位後回到倫敦，並擔任解剖學、外科學教授，以及英皇詹姆一世和

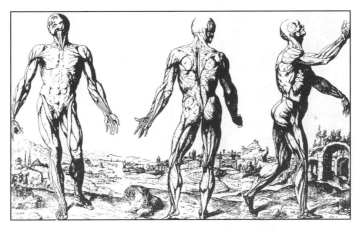

圖十六　維薩里《人體的構造》插圖

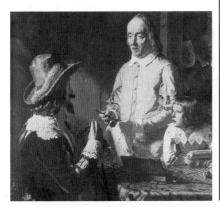

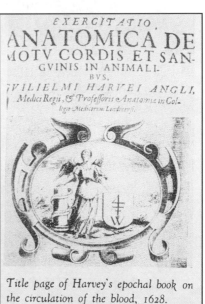

圖十七　哈維像

圖十八　《動物心臟解剖及血液運
行的實驗》一書的封面

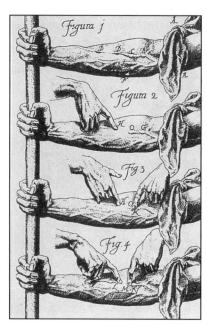

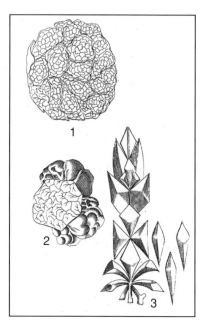

圖十九　《動物心臟解剖及血液
　　　　運行的實驗》部分

圖二十　馬爾皮基描繪的肺小泡
　　　　構造

查理一世的御醫。他最主要的貢獻是於一六二八年發表了下列傑
作《動物心臟解剖及血液運行的實驗》（圖十八、圖十九），完全
推翻了當時學校引用作講授教材的蓋倫的錯誤觀點。他證明心臟
收縮時，血由右心經肺動脈至肺，而由左心進入周邊血液循環
內；在心臟舒張時，血由大靜脈輸入心房，然後流入心室。他確
立了血液循環的理論。而馬爾皮基（Malpighi, 1628-1694）是首
先應用顯微鏡的生物科學家之一。他率先描述肺小泡的構造（圖
二十），也提出了微血管的論點，而爲血液循環的研究歷史，作
一個美好的總結。

　　在產科方面，生產用的產鉗是在十七世紀時，由法國人匈貝

隆（Chamberlen）家族所發明的，對生產的幫助是一個重要的里程碑。特別是在當時因維他命D缺乏，以致骨骼發育不良，佝僂病盛行，因此很容易出現骨盆腔變形而難產的現象，產鉗的使用讓難產機率降低。

理髮兼外科和產科醫師威廉・匈貝隆的妻子杰內葳也芙・葳紐，她於一五六○年在巴黎生下了老大彼得，搬家後，一五七二年又生下了老二，也叫作彼得，兩個兒子長大後，都繼承父親的職業。大彼得於一五九六年搬到倫敦，並成為安妮女王的外科和產科醫師，而小彼得也於一六○○年追隨大彼得到倫敦。

據說是大彼得發明了產鉗（圖二十一）。當時他們為了保守秘密，去孕婦家替她接生時，兩人要一起扛著一個巨大的木盒子，上面裝飾著金色的雕刻，大家都認為這裏面一定有很多複雜的機器。為了保密，他們遮住產婦的眼睛，親戚只能在鎖住的房間外聽到古怪的金屬聲。小彼得的兒子也叫彼得，出生於一六○一年，後來也成為產科醫師。他於一六八三年過世後，太太就把

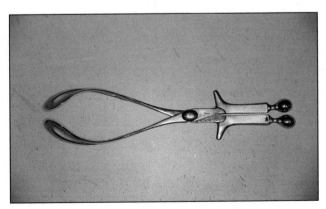

圖二十一　產鉗

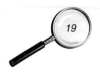

產鉗藏在老家閣樓的地板下。一八一三年（也就是彼得過世的一百三十年後）他的一些產科器具和五把產鉗才被發現。

天花是天花病毒造成的，在接觸到病菌十四天後先出現高燒和倦怠，大部分人有嚴重的頭痛和背痛，60%的人畏寒，一半的人會嘔吐，10%的人會拉肚子。發燒二、三天後體溫就會下降，這時病人感覺較為舒服，但開始出現斑點狀疹子。到了第六天至第八天又開始發燒，直至疹子結痂後燒才會退。

天花的疹子出現前二十四小時，上顎和舌頭就會出現小紅點，有時造成喉嚨痛。臉上出現疹子後二十四小時，會快速散布到軀幹、手臂和腳。疹子於第二天由斑點變成丘疹，於第四、五天由丘疹變成水疱，而水疱液由不透明變成混濁，第七天時變成大膿疱，到第十天最大。之後液體被吸收，於第十四天結痂，之後脫落。除皮膚變化外，還會出現併發症，例如肺炎和氣管炎、眼角膜潰瘍，甚至失明、細菌感染、關節炎、腦炎等，死亡率在30%到50%之間。

早在古埃及三個木乃伊的身上就可看到天花，因此一般認為它可能是從埃及和美索不達米亞傳到印度和中國。比較確定的大流行是在西元二世紀，十一、二世紀時傳到北歐，十七世紀時取代黑死病成為歐洲人最害怕的疾病。

金納（Edward Jenner, 1749-1823）根據他敏銳的觀察，發現馬的腳跟會出現一種發炎腫脹的變化，很像人的天花。有人在替馬包紮傷口時，不注意衛生，沾到細菌，又去擠牛奶，結果將病菌傳到牛，再從牛傳到人，最後是整個農場的家畜都得了病，稱之為牛痘。這些得病的母牛乳頭有不規則的膿疱，除非適時加以治療，不然會變成潰瘍，牛奶的產量也會減少。而擠牛奶的人的手或手腕也因此出現紅點，然後潰爛，他們腋下的淋巴腺也會出

現腫脹。病人畏寒後發燒、倦怠、嘔吐，症狀持續三、四天後就會沒事。

有趣的是，金納觀察到這些人生病之後就不會被天花感染。因此金納從擠牛奶的人的手上傷口取一些液體，種到一位八歲男孩的手臂（西元一七九六年五月十四日）。七天後男孩感覺腋下不舒服，第九天便出現畏寒的症狀，且沒胃口和稍稍頭痛，不過隔天就好了，而種上去的傷口，恢復情形很像天花。為瞭解男孩以後會不會被天花感染，金納於同年七月一日取天花的膿液種到男孩的雙臂，但沒有出現天花，只是種的局部皮膚有變化。數月後，男孩被再度種天花菌，也沒有變化，因此種牛痘就變成預防天花的標準方法。由於種牛痘的偉大發明，世界衛生組織才能於一九七九年正式宣布天花已經從世界根除。

此外醫學的進步能夠非常迅速，主要由於文化的普及，和各國科學家國際合作的加強，對此最有貢獻的就是醫學雜誌。在十八世紀中，醫學雜誌取得重要地位，例如法國出版的《內外科雜誌》（月刊）於一七五四年創刊，一直延續到一七九四年才終止，一八〇一年又復刊。

到了十九世紀時，許萊登（M. J. Schleiden, 1804-1881）用顯微鏡觀察植物的細胞，有趣的是，在一八三一年他因法律事務上一無成就，沮喪著對自己的腦袋開了一槍，幸運沒死，之後轉而研究自然科學，利用顯微鏡研究植物結構而得到重大成功。而他與許旺在咖啡廳的交談，使許旺研究動物的組織，也發現了細胞。他們共同建立了細胞是動植物組織生命基本單位的概念。

另外值得一提的是維爾和（Rudolf Virchow, 1821-1902）建立的細胞病理學說。維爾和（圖二十二）是有史以來最偉大的病理學家之一。他認為一切疾病來自細胞，因此應該在細胞內尋找疾

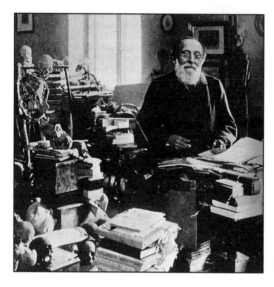

圖二十二　維爾和像

病的位置、疾病時細胞的形態改變以及病理表現，以及細胞對於
致病因素的反應。他的細胞病理學說，是以顯微鏡的觀察作基
礎。他極力主張病理學必須拋棄一切玄學臆測，比如素質、惡液
質等概念，應該建立在直接觀察其變化的研究基礎上。從這一
點，我們可以看出東方醫學由於只利用陰陽五行這種玄學理論來
解釋疾病的概念，因而不易獲得進展。

　　十九世紀另一個很重大的貢獻是身體檢查的進展。雷列克
（René T. H. Laennec, 1781-1826）出生於法國布列塔尼，他是律師
的兒子，也是詩人。在他六歲的時候因為母親過世而去跟叔叔
住，由於叔叔是醫生，十四歲時就跟著叔叔學醫。一八○一年他
到巴黎，後來成為拿破崙最喜歡的醫師。一八一六年他在羅浮宮
附近看到小孩子玩耍時把耳朵貼在木頭的兩端，聽針在木頭上搔
刮的聲音，這讓他得到靈感。回去以後他把紙捲成圓桶狀，用繩
子綁起來，將圓桶的一端放在病人心臟的部位，另一端放在耳朵

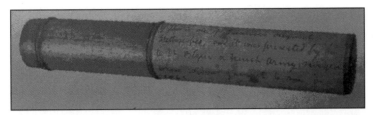

圖二十三　最早期的聽診器

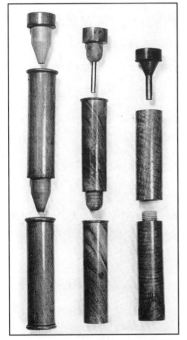

圖二十四　改良後的聽診器

上面，就可以聽到病人的心跳聲。由於他也是一個很好的木匠，就用木頭做了一根三十公分的管子（圖二十三），並將之命名爲聽診器（stethoscope，希臘文的意思stetho是胸部，scope是檢查）。後來爲了便於攜帶，還把圓桶分成兩截（圖二十四），貼近胸部的那一端裝著金屬的震動片。

他利用這個儀器來研究胸部的醫學，包括心臟和肺臟，並描述他所聽到的聲音，這些描述有些到現在還被沿用著。

在內視鏡方面，是在一八〇五年由德國的菲力普・波契尼（P. Bozzini）發明的，他將燭光放在一個像瓶子的東西裏面，用反光鏡將光反射出來，再加上許多鏡片，這樣就可以經由管子看到膀胱、嘴巴、耳朵、直腸和陰道內的變化。在一八六八年阿朵夫・庫斯冒可能是第一個利用類似

的原理，將管子放到吞劍演員，而第一次看到胃裏面的人。

可是一般人又不是吞劍師，這樣硬的管子插進胃部其實不舒服又危險。因此在一九二八年，魯道夫·施耐德在晚餐後，靈機一動，就在桌布上畫起設計圖，在他的設計圖上，他每隔一小段距離就放一個鏡子，這樣就可以做成半彎曲的胃鏡。畫好後他馬上把桌布打包起來，送給柏林的儀器製造商人──喬治·烏爾夫，幾個月後胃鏡就做好了。一九三四年，他帶著這個儀器到美國芝加哥大學，因此加速了大家對內視鏡的使用。

至於後來發展出的完全可彎曲的纖維內視鏡，其原理可能來自一八七〇年，英國物理學家約翰·汀達注意到光可以順著流水移動。到了一九二七年，英國的拜爾德和美國的漢色爾便利用這個原理，各自發展出利用可彎曲的玻璃纖維來引導光。一九五七年，英國的巴西爾·赫休維茲率先利用纖維胃鏡來看胃部，而且還可以看到十二指腸。數千條像髮絲一樣細的玻璃纖維束可以傳導光，而且讓儀器可以完全的彎曲，因此從一九六〇年代起，纖維光學內視鏡在腸胃科大放光芒。後來美國的歐佛霍特更引進直腸和大腸內視鏡。

安東尼·梵·雷文霍克（Antoni Van Leeuwenhoek, 1632-1723）被尊稱為光學顯微鏡之父，他做了五百部以上的顯微鏡，但他做的顯微鏡只具有一個雙面凸透鏡（圖二十五），當光經過鏡片時會折射，因此影像雖然放大了，卻不是很清楚，會呈現紅、橙、黃、綠、藍、紫等顏色重疊的影像。一八三〇年代，經由結合不同折射率的鏡片，終於可以讓影像清楚，呈現被放大的物體的真實色彩。

藉由顯微鏡的觀察，法國化學家路易·巴斯德（Louis Pasteur, 1822-1895）（圖二十六）發現鏡下呈現的，不僅是漂亮的

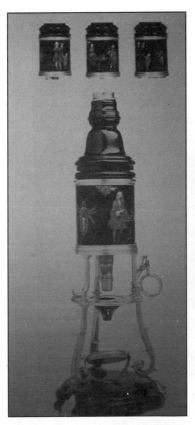

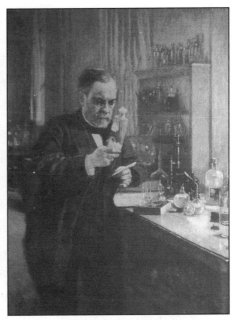

圖二十五　十八世紀的顯微鏡　　圖二十六　巴斯德像

生物,還有致病的物質,因此一八六二年他提出病菌致病的理論。而羅伯特・柯霍(R. Koch, 1843-1910)也證實特定的病菌和某種傳染病的關係。有趣的是柯霍的顯微鏡是他太太送他的。此外柯霍發明並使用透明的固體培養基,經由這種方法,大部分致病的病菌都可以分離出來。而他創立的「柯霍假說」,則是證明某種細菌是造成某種疾病的致病原因,所必須的四個步驟。

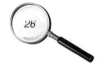
　　在十九世紀的後三十年，許多細菌與疾病的關係，紛紛被巴斯德和柯霍所分離而瞭解，例如痲瘋（一八七三）、炭疽（一八七六）、傷寒（一八八○），細菌性肺炎（一八八一）、結核病（一八八二）、白喉（一八八三）、霍亂（一八八四）和破傷風（一八八九）等。

　　此外，巴斯德從研究啤酒和乳酸的發酵問題中，發現了乳酸芽胞桿菌（一八五七年），不久又發現這種細菌可以使酪酸發酵，他證實這種細菌可在無氧狀態下存活，即使在純二氧化碳環境裏也一樣。他發現酒在長途運輸中變成醋是由細菌引起的，只要將酒適當充分的低溫加熱，就可以殺死細菌而不影響酒的品質，這個方法就是有名的巴氏低溫消毒法。它的用途廣泛，可以保存新鮮的食物。而位於巴黎的巴斯德研究所成立之後，迅速的成為細菌學研究中心。

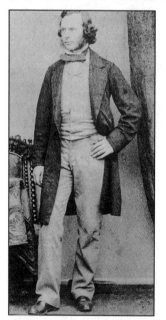

圖二十七　李斯特像

　　受到巴斯德的影響，李斯特（J. L. Lister, 1827-1912）（圖二十七）提出無菌手術的觀念，減少了術中的感染，增加了手術成功的機會。李斯特觀察到當時截肢手術後死亡率高達45％，留給他深刻的印象。他著手研究手術時滅菌以防止病菌生長繁殖的可能性，經試用過各種消毒液，最後他發明使用石炭酸噴霧，試圖在手術地區和整個手術室範圍內全部滅菌。一八六七年在《刺絡針雜誌》（*Lancet*）上首次發表，消息很快傳遍全世界。此外在手術麻醉方面，在十八世紀

時，沒有人為減輕病人的痛苦做過實驗，頂多是讓病人喝強烈的威士忌酒。朗（C. W. Long, 1815-1878）是最早使用麻醉的人，他於一八四二年將乙醚用於外科手術的麻醉，對病人有很大的貢獻。

美國的外科醫生約翰‧柯林頓‧沃倫（John Collins Warren, 1778-1856）是麻省總醫院的創始人，他於一八一一年創辦了目前世界上尚存的最古老的醫學週刊《新英格蘭醫學及外科學雜誌》（*New England Journal of Medicine and Surgery*）。現在臨床論文能發表在這本雜誌（已改稱為《新英格蘭醫學雜誌》，*New England Journal of Medicine*），是最高的榮譽。

而在眼科學方面，赫姆霍茲（Helmholtz）於一八五一年發明眼底鏡，使得醫生能夠看到視網膜和血管。他使用一個半透鏡，能將外來的光反射至病人的眼睛內，加上校正度數的鏡片，醫生經由半透鏡中三釐米直徑的洞，就可以看到病人的眼底。後來半透鏡換成銀色的鏡子（圖二十八、圖二十九），中間也有一個洞，這樣就明亮多了。

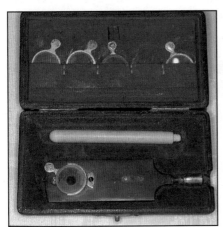

圖二十八　早期的眼底鏡

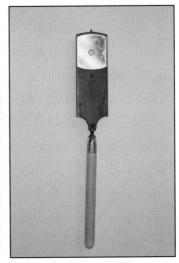

圖二十九　早期的眼底鏡

在耳鼻喉科方面，聲樂教師加西亞（M. Garcia, 1805-1906）於一八五五年，為了觀察唱歌時聲帶的位置，成功地藉助兩面鏡子檢查自己的聲帶。一八五八年，切爾馬克（J. N. Czermak, 1828-1873）因進一步開展了這方面的研究而嶄露頭角。差不多同一時間，圖爾克（L. Türck, 1810-1868）也公開了自己發明的喉鏡，而於一八五七年應用該喉鏡做了第一次喉部檢查。

在神經學方面，法國的沙爾科（J. M. Charcot, 1825-1893）創建了近代最大的神經病學診所，並對肌肉萎縮症、肌肉萎縮性側索硬化症、多發性硬化症以及震顫麻痺等，做了權威性的描述。從各方面來看，他都是一位偉大的臨床醫生。他非常關心將生命託付於自己的病人，他有過人的精力，診斷也很及時。

到了十九世紀下半期，奧古斯丁教團的教士孟德爾（G. Mendel, 1822-1884）發現，當一個純種被雜交，以後親代遺傳下來的特性，就以一種可按規律精確表達的比例存在，也就是所謂的「孟德爾定律」，這在遺傳學上有很重要的貢獻。

這時期能有很多新的貢獻，除了拜顯微鏡之賜外，組織固定技術的進步、利用連續切片機做組織切片，以及各種特殊染色法的發明，都是很大的功臣。例如高爾基（C. Golgi, 1843-1926）使用鉻銀硝酸鹽染色法，能使腦和脊髓的微細組織構造顯露出來。一八八三年他發現神經中樞的細胞具有或長或短的神經軸，和分歧的樹狀突的多極細胞，後來這種細胞就被稱為高爾基細胞。而西班牙人卡吉爾（R. Cajal）改進了高爾基的染色法，帶來了神經系統各部分的進一步發現，這些發現被蒐集在《神經系統的退化和再生》一書中。高爾基和卡吉爾因對神經學的貢獻，讓他們獲得一九〇六年的諾貝爾生理學或醫學獎。

有趣的是高爾頓（F. Gallton）在驗過數千人的指紋後，發現

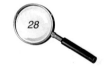

沒有任何兩個人的指紋是完全一樣的,於一八九二年,終於證實
了指紋的鑑定價值。

　　此外,生理學方面也獲得重大的進展,包括血液生理、循環
生理、呼吸生理學等。至於在內分泌學方面,柏納德(C.
Bernard, 1813-1879)首先提出無管腺的內分泌學說。曼泰加札
(P. Mantegazza)於一八五六年則證明腎上腺的切除能使動物死
亡。阿迪森(T. Addison)指出腎上腺功能衰竭會產生致命疾
病,後來此病就叫作阿迪森氏病。瑞士外科醫師科克(Kocher)
於一八八〇年報告甲狀腺被切除後的營養缺乏現象。而霍斯利
(V. Horsley, 1857-1916)的實驗,顯示甲狀腺切除後出現的黏液
水腫、呆小病,都是因為缺乏甲狀腺的分泌物。鮑曼(E.
Bowmam, 1846-1896)於一八九六年發現了甲狀腺激素,肯德爾
(E. Kendall)於一九一四年萃取了甲狀腺素的晶體,因而確定了
它的化學性質。此外,桑德斯特倫(I. Sandostrom, 1852-1889)
在一八七九年發現副甲狀腺。一八六九年朗格罕斯(P.
Langerhans, 1847-1888)發現胰臟中製造胰島素的細胞。梅林和
敏考斯基於一八八九年證明切除狗的胰臟會使牠得到糖尿病。奧
佩(Opie)則利用顯微鏡觀察,把胰島和人的糖尿病連起來,這
些發現導致班庭(Frederick Banting, 1891-1941)於一九二三年由
胰臟分離出胰島素,來治療缺乏胰島素的糖尿病病人。

　　在生物化學方面,蛋白質的測定(一八四九)、膽汁的測定
(一八四四)、尿糖的測定(一八四八)、尿素的測定(一八五三)
都紛紛被發明,而福林(Otto Folin, 1867-1934)和本尼狄克特發
明的糖定量法,更是班庭和貝斯特(Charles Best, 1899-1978)發
現胰島素必須使用的,鑑定利用胰臟萃取物治療糖尿病時,血糖
變化的方法。

在免疫學方面，埃利希（Paul Ehrlich, 1854-1915）在德國建立了血清研究所。他提出抗原抗體有特殊的結合位點的假說，認為它們之間好比是鑰匙與鎖之間的關係。這種觀念構成了免疫化學的基礎，也奠定了酶化學的基礎。

在這個時代，出現了一位當代醫學最優秀和最具有代表性的人物之一，那就是奧斯勒（W. Osler, 1849-1919）。他出生於加拿大，來到美國，成為約翰霍普金斯醫學院的第一位內科學教授，一九〇四年改任英國牛津大學教授，直到一九一九年去世為止。他是一流的臨床醫師，於一八九二年著有《奧氏內科學》（*Principles and Practice of Medicine*），他在世時此書就已出了九版。他的人格和他的文字一樣，具有不可思議的魅力，讓見過他的人留下不可磨滅的印象。他熱情、善意和文雅的風度，與深厚的歷史文學修養、細心精確觀察的精神、對美好高尚事物抱持的濃厚興趣，以及對醫學的熱愛，這一切使他成為一位最有感召力，最受人愛戴的領導者。美國神經外科開山始祖哈維‧庫欣（Harvey Cushing, 1869-1939），也因為寫奧斯勒傳，而得了普立茲文學獎。

另外值得一提的是羅西（S. R. Rocci, 1863-1936）於一八九六年發明血壓計，今天全世界通用的血壓計就由此而來。

對於行醫和賺錢，筆者把那時很重要的評語摘錄如下：「有趣的是，雖然醫生一般收入不少，但靠行醫致富的自古就很少，現代也不多。即使現在有少數醫生的確很有錢，但還趕不上早期一些人的收入。醫生的收入如果和其他行業有同等能力、經驗和勤勞的人相比，是要少得多的。」我想現在也是一樣。

二十世紀初，有幾件醫學進展值得一提。一是佛萊明（Alexander Fleming）於一九二二年偶然觀察到，培養皿中的葡萄

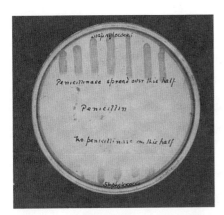

圖三十　　中間的青黴菌使培養皿中
　　　　　的細胞死亡

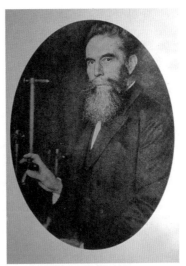

圖三十一　　倫琴像

球菌被青黴菌污染之事。青黴菌使它周圍的葡萄球菌轉變爲透明，甚至被溶解（圖三十），由於此發現讓他想到從青黴菌中提煉出一種物質，並將之稱爲青黴素。不過製造足夠的青黴素困難重重，由於英美科學家及製藥公司的合作，這個困難才得以克服。

　　另外是倫琴（W. C. Röntgen, 1845-1923）（圖三十一）於一八九五年十一月八日發現了X射線，一八九六年一月六日向全世界公布，隨即獲得了熱烈的歡迎。這種射線是由電流通過一個特殊眞空管而產生的，這些放射線能穿透光波不能透過的緻密物質，並在螢光屏或底片上留下影像。後來X光機成爲檢查的重要利器，不過初期使用時，因爲不曉得輻射對人體的影響，許多醫師因過度暴露而深受其害。

　　此外，德國科學家和物理學家蒲許（H. Busch）及其同事發明了電子顯微鏡（一九二六），此發明讓人們能觀察到極為細緻的型態學變化，使科學更進了一大步，因此可以看到濾過性病毒。

　　而蘭德史坦納（Landsteiner）發現人類的血型，使得全血輸血成為可能。另外瓦爾德（G. R. Ward）和哈特曼（F. W. Hartman）二人在一九一八年提出以血漿代替全血輸血，可以避免紅血球中具有的抗原本質，在輸血時因血型不合，導致排斥。另一優點則是白血球和紅血球可作其他用途。

　　而在麻醉方面也有重大進展。除了局部麻醉用lidocaine，全身麻醉用乙醚或氯仿吸入外，還有很多種可用的化學藥劑，可依病人個別情況作選擇，讓外科手術能進行得更順利。

　　亞瑟‧科司特勒曾說：「天才的主要工作不是追求完美，而是原創性，也就是開創新領域。」許多重要的科學發現都是如此。

　　一九一三年，約翰霍普金斯醫學院藥理學科的三個科學家，阿貝爾、隆特利和特那，設計了一種利用血液透析，將動物血中的可滲透物質移除的方法。不過直到三十年後，荷蘭的坎彭市立醫院的威廉‧柯爾夫（Willem J. Kolff），才設計出臨床實用的機器。

　　血液透析的原理就是，利用半透膜隔開血液和人工配置的模仿細胞外液體的溶液。這樣腎衰竭病人血中累積的代謝物質，例如尿素，就會經由半透膜跑到透析液這邊，但問題是血液必須不斷地流過。

　　柯爾夫設計的半透膜是長三十公尺，直徑二點五公分的賽璐玢管子，其表面積大約是二平方公尺，相當於腎臟過濾血液的腎

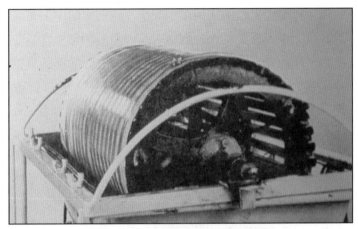

圖三十二　　最早期的血液透析機

小球。由於它是半透膜，而且可以彎曲，且細菌和病毒皆不會跑過去，因此十分理想。柯爾夫將它纏繞在四十公分直徑，九十公分長的橫放圓筒型鋁圈，每分鐘轉三十至六十次，血液流進賽璐玢管內時，下三分之一浸在透析液內，而透析液則保持在體溫的溫度（圖三十二）。為了防止血液流動時凝結，還要注射肝素。第一個因接受這種方法而挽回生命的是在一九四五年九月十一日，第十七個接受血液透析的病人。

在心導管的發明方面，一九○四年出生於柏林的霍爾斯曼（Werner Forssmann）是家中的獨子，他的父親是律師，叔叔則為小鎮的醫生。但父親於一九一四年被徵召去當兵，兩年後戰死沙場。年紀尚小的霍爾斯曼，在母親和祖母的照顧下長大。

一九二八年霍爾斯曼從醫學院畢業。由於他在醫學院一年級時，看到生理學老師巴那德將導管直接插入馬的心臟測量壓力，因此他想應該也可以用在人身上。

　　他和外科主任史耐德談到這個想法，雖然史耐德很贊成，不過建議霍爾斯曼先在動物身上做做看。但霍爾斯曼堅信這種檢查是安全的，因此於一九二九年，在同事彼得·羅梅斯的幫忙下，用針穿刺自己手臂的靜脈，然後將潤滑過的輸尿管導管放入靜脈，推進三十五公分，由於這時羅梅斯認為太危險，因此只好中途終止。

　　一星期以後，霍爾斯曼自己切開左手臂的靜脈，將導管推進六十五公分，他估計這時應已到右邊心臟，他也感覺當導管移動時，靜脈壁有點熱熱的，而且會咳嗽。然後他走到樓下的X光室照相，由於導管不夠長，只能放到右心房，無法到達右心室。

　　雖然一九二九年十一月他的研究發表後引起很大的騷動，但隨後的過程並不順利，只好改行當泌尿科醫師。此外他還因加入國家社會主義黨，於一九四五年入獄服刑半年，一九五〇年只好舉家搬到鄉下小鎮當泌尿科醫師。

　　一九三〇年代早期，美國人狄更森·里察（Dickinson Richards）和法裔美籍安德烈·柯男（Andre Cournand）將霍爾斯曼的導管技術加以改良，四年後他們成功的在人體做心導管檢查，並且證明是安全、有用的，因此這三人在一九五六年同獲諾貝爾獎。在這之前，霍爾斯曼只是德國小鎮沒沒無名的醫師。

　　在泌尿科方面，當腎結石掉下來卡在輸尿管時，由於收縮會產生劇烈的疼痛。在醫學還不進步的時代，只能期待它自己掉下來，不然就是手術將結石取出。如果石頭掉到膀胱，這時可以利用西元一八一三年法蘭茲·封·保拉·葛魯修森（1774-1852）發現的方法取出。當時他是利用金屬管子，經由尿道放進去，然後將石頭弄碎，再將之夾出來。

　　到了一九八〇年代，體外震波碎石術戲劇性地改變了處理腎

臟和輸尿管結石的方法。最早製造的Dornier HM3機器是利用它在水裏產生震波，再使用橢圓面反射器，讓它聚焦在一點。而其原來的用途是來測試超音速飛機的零件。

最早報告利用震波碎石機治療七十二位病人的論文出現於一九八一年的《泌尿學雜誌》，這論文是由德國慕尼黑的喬西等和Dornier系統合作完成。他們將病人放在水缸裏，上面有兩個用來定位的螢光X光機，當震波產生後，經由反射器傳到體表、組織，而將能量聚焦於腎結石上，將石頭打碎，然後讓碎石頭排出來，這樣病人可以不用接受開刀，而且也可不用做到全身麻醉。

在震波的產生方面，除了利用電極外，也可以採用數百到數千的壓電晶體排成半球形放在水裏面，或是利用電磁波產生震波。

至於定位系統，利用傳統螢光X光機的缺點是有輻射性，且有些結石X光顯示不出來，或是看不清楚。超音波機器的好處是，X光看得到或看不見的石頭都可以檢查出來，但缺點是輸尿管的結石不易定位。因此較先進的儀器常常是結合這兩種定位方法。此外，以前需要較大的震波產生器，現在則改小了，而大水缸也改成小墊子。這樣病人可以變換姿勢，讓定位做得最好，而且治療的效果也最好。

目前美國泌尿科學會已將體外震波碎石方法作為近端和遠端輸尿管結石，以及小於兩公分的腎結石的首選治療方法，但較複雜的結石最好採用內視鏡手術。不過急性泌尿道感染、有不能矯正的出血疾患、懷孕、敗血症，以及結石遠端有阻塞而無法矯正時，不適合做體外震波碎石術。

至於可能發生的併發症方面，包括腎臟血腫、血尿、敗血症、高血壓、腎臟萎縮等，但除了血尿外，其他的併發症是少見

的，而且血尿在幾天後也會消失。

現在體外震波碎石術也可以用在尿路以外的地方，例如膽結石。這對老年、X光照不出來，單顆且小於三公分的石頭，特別有用。

超音波機器的醫學使用來自於第二次世界大戰對聲納的研究。而將超音波率先使用在醫學上的先鋒人物之一為John Julian Wild，他出生於英國，二次大戰後移民到美國。一九四九年，他獲得美國海軍航空站的許可，使用示波鏡觀察組織的回音情形。當時的超音波機器叫A-mode，也就是只能看一度空間，因此在一九五二年，R. C. Turner首先用此來看腦部的中線是否移位，而婦產科醫師則用此來量胎兒頭的大小。

後來Wild與工程師製造了第一台B-mode超音波掃瞄儀，這時醫師只要拿著探頭，放在皮膚上，順著表面滑動，就可以顯示出底下器官的平面變化。

一九七〇年代中到末期，由於B-mode超音波使用上的方便，因此取代了傳統的X光膽囊攝影，變成檢查膽結石或膽囊變化的主流。

在一九七〇年代末期，即時超音波掃瞄儀正式上市。所謂即時超音波掃瞄儀就是用一個長形或扇形的探頭，放在要觀察的器官上，就會呈現平面的影像，不必像B-mode必須將探頭由上滑到下，或由左滑到右，才構成一個平面的影像，十分方便。此外還可以在探頭中間或邊緣做溝槽，在超音波觀察下，將長針順著溝槽正確的插入病變處，取得細胞或組織出來判斷良惡性。也因此，這種超音波廣泛運用在內科、婦產科、外科、泌尿科、小兒科、眼科等等，對病人有很大的貢獻。

一九八〇年代末期，彩色都卜勒超音波開始應用在醫學上，

它可以看血管和血流。在一九九〇年代初期起,它被用來看胎兒的臍帶,以及胎盤的異常,後來更被用來診斷先天性心臟病。

一九九〇年代,三度空間超音波掃瞄儀發展出來後,更可以看到立體影像,胎兒在媽媽肚中的樣子清晰可見,令人驚奇和讚歎科學的進步。

此外,手術中也可用超音波看器官的內部,例如在切除肝臟腫瘤時。而超音波可以導引針頭進入孕婦的肚子內,在正確的位置取得羊水,或放進臍帶輸血,或做絨毛膜生檢,以做基因鑑定。

回顧實驗醫學的開始,來自於歐洲文藝復興時代,然後是法國,進而是荷蘭和英國,以後德國成為醫學研究的領導者。因此筆者在大一時(一九六八年),德文仍是必修的語言,可是後來由於美國廣博的資源、發達的工業,加上大批學者的努力,促成了醫學大學的建立,擁有最好的儀器設備,並吸收各國的優良教師和學生,加上各種基金會充沛的資助,使得美國成為現代醫學的領導者。

由東西方醫學起源的回顧和比較,我們更可以認清如何才能使醫學科技進步,來造福人類。

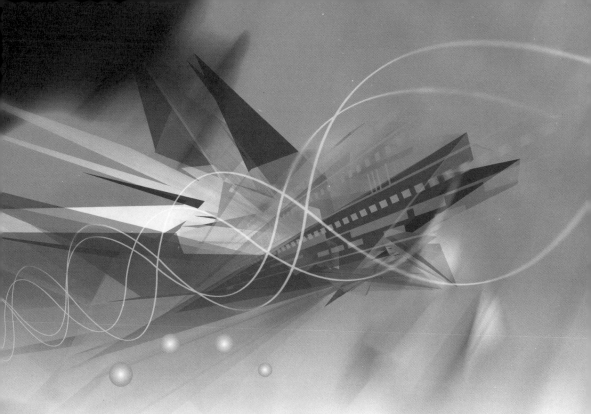

Part 2

醫學的分工與團隊合作

WHAT IS MEDICINE?

2 基礎醫學

　　由於醫學的進步，因此在研究上彼此要分工但又合作，而在照顧病人時也是如此。未來要成為醫師的人，必須修習基礎及臨床醫學課程，而在照顧病人時，又要獲得其他與醫學相關領域的人的協助。本書第二章至第七章將介紹基礎醫學及臨床醫學，以及其他與醫學相關的領域，第二章將先介紹基礎醫學。

2.1 胚胎學

　　胚胎學是研究人由受精卵發育到成熟胎兒的過程，瞭解這些過程，可以用來正確及適當的處理先天性疾病。此外，近年來，分子胚胎學快速的進展。這是研究精子與卵子結合後，為何細胞內具有同樣的DNA，卻可以發展出那麼多種細胞的學問。不過目前對調節胚胎生長的分子機轉比較清楚，對形態變化的機轉比較不清楚。

　　精子進入卵子通常是在輸卵管內，然後細胞核融合，再開始迅速細胞分裂，變成二個、四個，然後是八個，第三天時已形成一球細胞。第四天進入子宮，這時形成一個中央空腔，叫芽泡，一側細胞較多，第六天時這一側會附著在子宮壁。有15%這時會自動流產，可能與染色體異常有關。而試管嬰兒就是讓精子與卵子在體外受精、發育後，再種至子宮壁。若受精卵沒有進到子宮，會產生子宮外孕，因此導致輸卵管破裂，引起大出血。

　　附著在子宮壁的那端形成合胞體滋養層，與子宮內膜的血管和腺體密切接觸，之後便變成胎盤。胎兒從胎盤獲得營養，此外胎盤會製造人類絨毛膜性促素（hCG）。

　　滋養層的細胞再度排列，形成一個空腔在其上方。空腔上方

的細胞變成羊膜，至於空腔下的兩層細胞，上層叫外胚層，下層叫內胚層。內胚層的細胞形成胚胎的頭端，而外胚層的細胞則形成胚胎的尾端。外胚層和內胚層中間出現一層細胞，叫作間質，也就是中胚層。外胚層最後會形成皮膚和其腺體、神經系統、嘴、鼻、肛門和外生殖器。內胚層則形成消化道的表皮組織和腺體、呼吸道的表皮組織及肺泡、膀胱和尿道的表皮組織，而中胚層則形成結締組織、肌肉、血管和淋巴管。

在胚胎的發育過程中，藥物、化學品和病毒容易影響胚胎，第三週到第八週是大部分系統的發育關鍵期，最易受到致畸胎物的影響。

在第三週時，血管開始形成，也製造原始的血液細胞。這時在中胚層的兩端出現兩個簡單的管子，在第二十一天時兩個長管連接處形成原始的心臟，在第五週時利用超音波可以偵測到心跳。在第四到第八週時，重要的器官開始形成，到第八週末尾時，已有一個大致的人的樣子。

上肢的芽在第二十六至二十七天時可以看出來，而下肢則在第二十八至二十九天。第五週末尾時，上肢芽形成手肘和手的基本樣子，也有手指的線，第七週時手更明顯，第八週時則形成手指。下肢則稍晚些，第八週末尾時腳趾開始發育。

第四週時眼耳的徵象出現，第八週末尾可以看到耳朵，但尚未成型，眼睛亦然。第四週時肺芽出現，第八週有支氣管，被腺體圍繞著，腺體也就是後來的肺。腎臟在第四星期開始發育，第九週功能已完全。神經系統在第三、四週時就可以感覺到周遭的刺激。

至於生殖系統的發育，由第五週開始，若是男性，由Y染色體的睪丸發育因子控制男性的分化。第八週時已可製造睪固酮，

而睪固酮可以促進男性生殖器的發育，而且這時曲細精管的塞爾托利細胞會分泌苗勒氏抑制荷爾蒙，來抑制輸卵管和子宮的發育。若是女性，則由於沒有苗勒氏抑制荷爾蒙，因此輸卵管和子宮就可以正常發育。

　　預測未來胚胎分子生物學領域的研究結果，將與幹細胞發生關聯，可以用來促使幹細胞產生特定的組織，甚至器官，而供作移植之用。

2.2 解剖學

　　解剖學是醫學的基石，它就像房子的鋼筋結構一樣，因此正確的瞭解解剖學，才能進一步探討生理、組織、病理等等學問。

　　顱骨是人體最顯著的部分，過去曾將測量頭骨各方向的比例作為種族的區分，現在則作為人類學研究的材料，以及法醫學鑑定之用。

　　顱骨內裝有大腦、小腦、腦垂腺，以及腦神經。在眼窩內裝有眼球，後面的視神經則連接至腦部。腦神經由顱底的孔洞伸出，掌管眼球的運動、顏面的感覺和肌肉運動、聽覺等。

　　鼻腔在頭顱的前下方，有許多竇在上方及兩旁，就像一個個小房間一樣。上頜在顱骨的下方，下頜骨是獨立的骨頭，以肌肉和顱骨相連，而以顳下頜關節為支點，進行咀嚼的動作。在耳下前方的腮腺，下頜骨下方的頜下腺和舌下腺，是分泌唾液的地方。

　　此外，內耳亦是顱底的重要構造，每一側有三個半規管，司平衡。此外有耳蝸，司聽覺。

　　由頭顱內大腦延伸而下的是脊髓，旁邊被脊椎骨圍住，因而獲得保護。再由脊髓延伸出神經，到肌肉和皮膚，控制肌肉運動，和接收皮膚感覺。

　　頸部是連接頭顱與軀幹的地方，前有甲狀腺、副甲狀腺、氣管，隨後是食道和脊椎，兩側有頸動脈、頸靜脈與神經。

　　胸腔外面由肋骨包圍而成，內有心臟和肺臟，此外在前胸部有胸腺，不過胸腺在成人時會萎縮。心臟將靜脈回流的血液壓縮輸出至肺臟，於肺臟呼出二氧化碳，獲取氧氣後，再把血液送回心臟，然後經主動脈輸送至各器官。肺臟左邊二葉，右邊三葉。其膨脹與縮小主要由胸腔下面的橫膈調控。經由吸氣、吐氣（呼吸），而讓氣體經由氣管進出。

　　腹腔有甚多器官，包括連接胸腔內食道的胃，以及小腸、大腸。還有胰臟在胃的後方，分泌消化液至十二指腸。右上方為肝臟，肝臟後下方有膽囊可濃縮膽汁，再經由膽管排至十二指腸。左上方為脾臟，脾臟的血管回流至肝臟，在肝硬化時脾臟會腫大起來。

　　後腹腔與腹腔中間有相隔，後腹腔內有腎臟，排出的尿液經輸尿管至膀胱。腎臟的上方有腎上腺，皮質層可以分泌腎上腺皮質素、皮質醛酮和雄性素，中間的髓質則分泌交感神經素。

　　在腹腔的下方，女性有卵巢、輸卵管、子宮和陰道，司女性荷爾蒙之分泌和生殖之功能。男性則有前列腺在膀胱下方，但睪丸、陰莖等與生殖相關之器官則懸垂在下。

　　至於四肢，則由肌肉、肌腱、骨骼、血管和神經所構成，負責運動之功能。而頸部、胸部、背部和腹部之外層，亦覆以肌肉，可以控制身體之運動。

　　由於電腦斷層攝影和核磁共振造影之進展，所呈現之影像常

是人體之橫斷面、縱斷面。因此除瞭解大體之構造外，現代的解剖學也必須瞭解人的切面時所呈現的器官或構造之相關位置和形象。因此除屍體解剖外，也必須熟悉以屍體做成大切片之形象，認識身體構造這時呈現的樣子。

此外，過去大體解剖的教學著重在認識各種骨骼、肌肉、神經、血管和器官，現在則結合外科系的醫師一併教學，使學生瞭解未來在處理疾病時，這些解剖學知識有什麼應用價值，可以加深印象。

總之，人體的解剖學構造，雖然已不再容易有新的知識和大的改變，可是教學方法的改變，卻可以讓這一門醫學基礎和進步根源的學問，活潑生動起來。

2.3 組織學

組織學是利用顯微鏡觀察正常的組織和器官構造的學問，也是病理學的基礎。此外也要注意構造和功能之關係，和從二度空間的連續切面，聯想出三度空間的結構。

身體有四種基本組織，包括表皮組織、結締組織、肌肉組織和神經組織。表皮組織又包括覆蓋在身體的體表組織，胃、氣管、心臟、血管和尿道的內層組織，以及胸腔和腹腔的組織。也就是說，這些組織一邊都面對著空腔。在皮膚表層角化的組織，有保護功能；在腸子的表層有微小絨毛，以助吸收；在氣管壁上則有纖毛，以助咳痰和排出異物。

結締組織由纖維和纖維中間的基質所構成，它可以讓其他組織保持在適當的部位，纖維又分成膠原纖維、彈性纖維和網狀纖

維。此外也有成纖維細胞、脂肪細胞和造血細胞。軟骨和骨頭也是結締組織。它包括血管和礦化組織的骨頭，以及沒有血管和礦化的軟骨。軟骨位於關節中骨與骨之接觸面。長骨的骨骺則與生長有關。在骨頭的中心空腔內有骨髓，與造血有關，包括紅血球、白血球、血小板等。

神經組織由中樞神經系統（腦及脊髓）和周邊神經系統（包括感覺、運動、自主神經等）所構成。神經和神經交界的地方，則是神經節。而周邊神經外面覆以神經鞘，有保護神經的作用。在神經控制肌肉運動的地方，有所謂的神經肌肉接合，在接合處有神經傳導物質——乙醯膽鹼，從神經末梢釋放出來，控制肌肉的運動。

肌肉組織包含平滑肌和橫紋肌。橫紋肌又分爲骨胳肌和心肌。平滑肌是血管壁和內臟器官的肌肉，腸子和膀胱的收縮即與平滑肌有關。

皮膚組織是要特別一提的，它包括表皮層和眞皮層。表皮層含有角質、表皮細胞層和基底層。此外皮膚還有毛髮、汗腺、皮脂腺、指甲等。而眞皮層則有乳突層和網狀層。眞皮層內的膠原素讓皮膚有張力，而彈性纖維則使皮膚有彈性。

在循環系統方面，包括心臟——心房和心室，以及血管——動脈、微血管、靜脈和淋巴管。心臟如同幫浦，微血管則有交換的功能；像腎臟、肝臟、肺臟的微血管，可以進行代謝物、氧氣、二氧化碳等的穿透或交換。

在呼吸系統方面，從鼻腔、鼻咽、喉、氣管、支氣管、細支氣管到肺泡等都包括在內。肺泡主要是用來作爲氣體的交換；從氣管到細支氣管的表皮細胞都帶有纖毛，而氣管與支氣管則都有漿黏液腺。

在消化系統方面，包含口腔、牙齒和消化道（從食道、胃、小腸、大腸到肛門）。口腔的舌頭有味蕾，負責味覺，牙齒則有切斷食物的功能，上消化道的肌肉是骨骼肌，下消化道的肌肉則是平滑肌。至於胃壁有胃腺分泌胃酸，腸子有吸收細胞，可以吸收營養。

在肝臟、膽囊和胰臟方面，肝細胞有分泌、吸收和解毒的功能，在肝細胞間有小膽管，膽汁經由膽管排出，貯藏濃縮於膽囊中。胰臟則包括內分泌系統和外分泌系統，外分泌系統分泌胰液，經由胰管進入十二指腸中。

泌尿系統包含腎臟、輸尿管、膀胱和尿道。腎臟基本功能單位是腎原，它是從圓球形的鮑曼氏囊開始，然後有小管子進入髓質，再回到皮質，然後變成集尿小管，再變成集尿管，然後進入髓質，而到腎臟蒐集尿的尖端，也就是腎盂，然後經輸尿道再至膀胱。

在內分泌系統方面，包括腦垂腺——前葉及後葉、甲狀腺、副甲狀腺、腎上腺、性腺（卵巢及睪丸）等。腎上腺可以分成皮質及髓質，髓質主要分泌交感神經素，皮質則分泌皮質醇、皮質醛酮和雄性素。甲狀腺由濾泡構成，主要分泌甲狀腺素，而旁濾泡細胞則分泌抑鈣素。

此外也有一些內分泌細胞是散在性的，例如消化道的神經內分泌細胞、吸呼道的神經表皮體、心肌的內分泌細胞等。

在男性生殖系統方面，睪丸分泌男性荷爾蒙和製造精蟲，精蟲經由輸精管、貯精囊、前列腺而到陰莖。

在女性生殖系統方面，卵巢分泌女性荷爾蒙和產生卵泡，卵泡再經輸卵管到子宮。女性生殖系統還包括子宮頸和陰道。卵巢的濾泡在排卵後形成黃體，製造黃體素。子宮內膜有週期性變

化，包括前段的增殖期，隨後的分泌期，和最後的子宮內膜剝落的月經期。

在周邊血液細胞方面，包括紅血球、白血球、血小板等。紅血球沒有細胞核，白血球則包括顆粒球（嗜中性球、嗜酸性球、嗜鹼性球）、淋巴球、單核球等。顆粒球的核有分節，細胞質有顆粒，為其特點。

淋巴組織包括原發性器官——胸腺（製造T淋巴球）、骨髓（製造B淋巴球）和繼發性器官（與抗原有關的淋巴球增生），如肝臟、淋巴結、黏膜相關之淋巴組織等。胸腺的淋巴組織有皮質和髓質，而脾臟、淋巴結、扁桃腺、黏膜相關之淋巴組織則有淋巴小結節，這些組織與免疫系統有密切的關係。

組織學與生理學、病理學都有密切的關係，在瞭解組織學的變化後，才能對生理和病理有透徹的瞭解，如此才不會憑空想像。

2.4 生理學

人體生理的作用是維持體內物質的穩定，由於我們的身體與外在環境接觸（例如皮膚、消化道、肺都是與外界有接觸的地方），會受到它的影響，因此如何讓身體不要脫水，或水分過量，以及保持體內的物質在一定的範圍內是很重要的。

身體的水分存在於細胞內與細胞外，細胞內的水分中含的鈉和氯較低，而鉀高。細胞外液包括血漿和組織間液，所含的鈉、氯較高，而鉀則低。

身體是許多細胞所組成的，不同的細胞負責不同的功能，基

因的資訊在細胞核的DNA內。經由轉錄成RNA，再經過剪接後，變成訊息RNA（mRNA），然後由轉運RNA（tRNA）攜帶胺基酸，順著mRNA的次序，合成特定的蛋白。蛋白質與其他分子結合，或形成共價鍵時就可以改變形狀。細胞當內在或外在環境改變時，可以改變其活性，來適應環境的變化。

細胞膜是雙層磷脂組合而成的，蛋白質則分布在其中，水溶性的物質要穿過細胞膜，必須經過蛋白質，也因此受其調控。

神經的訊息傳導與動作電位有密切的關係。在休息時鈉不易穿透，但鉀則容易穿透細胞膜，當細胞膜上的鈉通道打開時，動作電位便開啓，若神經原有髓鞘，還可以使動作電位的傳導速度加快。

神經細胞可以經由終板控制肌肉的運動，神經細胞也可以經由突觸傳導訊息給另一個神經細胞。神經末梢放出乙醯膽鹼來控制肌肉運動。重症肌無力的病人就是因為身體出現乙醯膽鹼接受器的抗體，干擾了乙醯膽鹼的作用，讓肌肉無法動作，出現例如眼皮下垂的症狀。

骨骼肌是橫紋肌，它由細的肌動蛋白和厚的肌凝蛋白組合而成，它們是一種收縮蛋白，由於細的與厚的蛋白中間的滑動，而產生收縮。鈣的增加啓動肌肉的收縮，因此當肌肉放鬆時，細胞質內的鈣就會降低。而神經末梢釋出的乙醯膽鹼產生動作電位，造成鈉穿透性突然增加，會使得鈣增加而導致肌肉收縮。

內臟的一些肌肉是平滑肌，它也是由肌動蛋白和肌凝蛋白組合而成，但平滑肌的細的肌動蛋白比例較高，而且排列也不像骨骼肌那麼規則。平滑肌收縮的啓動亦與橫紋肌不同，它受到鈣離子和攜鈣蛋白（calmodulin）的調控，影響到輕鏈激酶的活性，讓肌動蛋白磷酸化後，再與肌凝蛋白作用，而產生收縮。平滑肌

的運動，也可能是受到其他因素的影響，例如氣喘時，組織胺的產生就會讓呼吸道的平滑肌收縮，而注射交感神經素可以讓它放鬆，改善氣喘。

自主神經系統分成交感神經系統和副交感神經系統，大部分的內臟器官受這兩者的管制，它們會釋出乙醯膽鹼和正腎上腺素來控制內臟的活動，且作用常是對抗的。在糖尿病自主神經病變時，由於失掉自主神經纖維，因此站立時會低血壓，此外有陽萎、異常出汗、胃排空減少，便秘或腹瀉等現象發生。

血壓對人的健康有重要的影響。它在心室收縮時最高，也就是收縮壓，而在兩次收縮間最低，也就是舒張壓。左心室將帶氧氣的血送至器官，再經由靜脈把被利用過的血帶回右心室。右心室將血液送至肺臟，在那裏獲得氧氣後，經靜脈送回左心室。動脈的壓力高，靜脈的壓力低。

至於心臟規則跳動的調控，起自於心房的竇房節，傳導至心房心室節，再經由普金杰纖維，活化心室，而造成心臟的跳動，自主神經系統經由控制竇房節而影響心跳的快慢。心臟電位的變化可以經由心電圖而得以記載和瞭解，也成為診斷心律不整的重要工具。

腎臟有排出代謝物和分泌腎素、活化維他命D3，和製造紅血球生成素的功能，它也釋放血管緊張素II和前列腺素，在調節細胞外液和血壓，扮演重要的角色。腎臟的腎小球會保留蛋白質，而過濾出去的水分和電解質可以在腎小管再吸收回來。在近端腎小管，有鈉—鉀ATP酶，它可以把鈉再吸收回來。至於氫離子在近端腎小管和遠端腎小管排出去，而HCO_3^-則吸收回來，以維持血中的酸鹼平衡。新陳代謝產物、藥物和毒物則在近端腎小管排出去。

　　腦垂腺後葉分泌的抗利尿荷爾蒙（ADH）可以在腎臟的蒐集管調節水分的通透性，因此減少尿量，增加尿的滲透壓。

　　消化道能夠蠕動、運送吸收的食物，它也可以分泌唾液、胃酸來幫助消化。而胰臟分泌到消化道的酶，可以分解蛋白質、脂肪，然後經過腸黏膜吸收。消化道也可以吸收水分和電解質。

　　在內分泌方面，腺體分泌荷爾蒙至血中，作用在帶有受器的細胞，但它也很快被肝、腎，和它所作用的細胞分解。荷爾蒙的分泌常是陣發性、脈動性，而且有晝夜節律變化。腦垂腺前葉主要分泌甲促素，控制甲狀腺荷爾蒙的分泌；濾泡促素和黃體促素控制動情素和黃體素的分泌；腎上皮促素則控制腎上腺皮質素的分泌。此外腦垂腺前葉也分泌控制生長的生長素，和刺激泌乳的乳促素等。腦垂腺荷爾蒙的分泌，又受到下視丘分泌的荷爾蒙的刺激或抑制，它也受到內分泌器官分泌的荷爾蒙的回饋調控。腦垂腺後葉則分泌抗利尿荷爾蒙，和刺激子宮收縮的催產素。

　　胰臟除外分泌消化酶至腸道外，它也有內分泌系統，可以分泌升糖素和胰島素至血中。幼年期出現的糖尿病即是因為胰島細胞受到淋巴球破壞，而無法分泌胰島素。胰島素可以在肝臟將葡萄糖轉變成肝醣，貯存起來。

　　血中的葡萄糖足供細胞一小時而已，若沒有攝取，這時身體會進一步使用肝臟的肝醣，但只能維持半天，若仍沒有能量供應，則必須利用蛋白質和脂肪。脂肪可以供應三十至四十天的能量，部分的細胞可以從葡萄糖、脂肪或胺基酸的氧化獲取能量，但腦細胞絕對需要葡萄糖。

　　鈣的調節受到荷爾蒙的影響，副甲狀腺荷爾蒙使骨頭的鈣移到血中，也在腎臟促進鈣的再吸收。甲狀腺分泌的抑鈣素可以經由抑制骨頭的裂骨細胞來抑制鈣的上升。維他命D_3則促進腸子和

腎臟的鈣的吸收。

生長素可以刺激長骨的生長、增加肌肉、減少脂肪，但甲狀腺荷爾蒙分泌正常時，腦垂腺才能正常的合成和分泌生長素。甲狀腺荷爾蒙也使細胞對生長素的作用正常反應。

在男性，濾泡促素促進精蟲的生成，黃體促素則促進睪固酮的分泌。在青春期，睡眠時黃體促素的分泌有明顯波動性，因此睪固酮晚上也較高，但在成年人則整天都是這樣。

至於女性，卵巢除製造卵子外也製造女性荷爾蒙。在濾泡期，濾泡逐漸成熟，然後釋出，並進入黃體期。黃體萎縮後，動情素和黃體素減少，月經就來了。

生理學是瞭解細胞或器官生理功能的學問，配合著對解剖學和組織學的瞭解，再加上生理學，才能進一步知道疾病發生時，如何改變了正常狀況。

2.5 生化學

生化學是有關活細胞裏面的分子，及其化學反應的科學，包括細胞生物學、分子生物學和分子遺傳學。

蛋白質和酵素是細胞的重要成分。大部分的蛋白質由二十種胺基酸組合而成，而酵素則是催化化學反應的重要物質。

蛋白質和酵素是胺基酸連接而成的胜肽，也是許多重要荷爾蒙的基本結構，例如生長素、胰島素等等。山格爾（Sanger）首先研究出如何知道這些荷爾蒙由哪些胺基酸所組成，以及其系列如何。他將胰島素拆成多胜肽A鏈和B鏈，再利用1-fluore-2,4-dinitrobenzene，從胺端將胺基酸一次切一個下來，這樣就可以知

道其系列，也因此得了一九五八年的諾貝爾獎。而山格爾後來又發明了去氧核醣核酸（DNA）的定序方法，於一九八○年再次獲得諾貝爾獎。

除了許多荷爾蒙是由胺基酸構成以外，肌肉纖維裏的肌球蛋白，以及紅血球裏面的血紅素也是蛋白質，這兩種蛋白質的共通處是它們都能與氧氣結合。血紅素從肺運送吸入的氧氣到周邊組織以供利用，再從周邊組織運送代謝產生的二氧化碳到肺臟，然後利用呼吸排出去。而肌蛋白則是肌肉儲存氧氣的蛋白質。

酵素是細胞裏面化學反應的重要催化劑。在一世紀以前，人們只有知道少數幾種酵素，簡稱作酶。例如脂肪酶可以分解脂肪，澱粉酶可以分解澱粉，蛋白酶可以分解蛋白。現在則有相當多的酶，以及輔酶被發現。由於發炎時，細胞裏面的酶會被釋放出來，也因此血中特定酶的濃度上升，這就變成診斷某種器官發炎或壞死的線索。例如急性胰臟炎時，脂肪酶會上升。

碳水化合物及脂肪，與能量的供應有密切的關係。碳水化合物在腸道分解成葡萄糖，吸收到血液中，成為主要的能量來源，若有多餘，可以在肝臟轉變成肝醣，貯存起來。

脂肪也是能量的來源，平常貯存在脂肪組織，神經、細胞膜。線粒體的脂肪含量也很高。脂肪可以分解成脂肪酸，進入血液中循環。

不過不管是碳水化合物、脂肪或蛋白質，它們都可以因分解成葡萄糖、脂肪酸或胺基酸，再經過進一步的代謝，產生ATP，而ATP是能量的直接來源。產生ATP的工廠，就是細胞質中的線粒體。

另外一個與脂肪運送有關的重要問題是脂肪不溶於水，因此在血中運送，必須與三酸甘油酯、膽固醇結合，或與蛋白質形成

脂蛋白。血中的脂肪若過高時，容易產生動脈粥狀硬化。

在細胞核裏面的核酸——DNA（或稱基因）是遺傳的基礎。DNA必須經由合成RNA，然後進而合成蛋白質，才能發揮它的功能。華特生與克利克於一九五三年的報告指出，DNA是雙股螺旋樣的構造。DNA複製時可以拆成單股，再各自合成雙股，此外它也可以拆成單股，變成模版，翻製成訊息RNA（mRNA），再經由轉運RNA（tRNA）帶著胺基酸，在適當的位置上，與訊息RNA作用，而形成蛋白質，因此基因決定了蛋白質的構造。如果DNA錯誤（來自遺傳或突變），就會形成不正常的蛋白質，可能因此產生不正常的酵素、血紅素、接受器等，而導致疾病的發生。

由於對基因的瞭解，現在可以將製造某種蛋白質，像人類生長素的基因接到細菌（例如大腸桿菌）的基因內，讓它合成人類生長素，再粹取出生長素，就可以無限量的供應，而不必像以前，必須自人屍體的腦垂腺萃取，不但供應量有限，而且可能因污染，而導致腦炎。這種合成蛋白質的技術叫作重組DNA技術，或稱基因工程。

另外要談到的是細胞膜的問題，細胞膜是雙層磷酸脂，除了構成細胞的外膜外，也是線粒體、高爾基體、細胞核、分泌顆粒（例如裏面有荷爾蒙）的外膜。細胞膜上鑲嵌有許多蛋白質，這些蛋白質可以扮演接受器或通道的角色，接受來自血中或細胞外面的訊息。例如生長素與細胞膜上的生長素接受器作用，隨後再經過訊息傳導，而發揮作用。

荷爾蒙是細胞作用裏很重要的分子，它可以像上述的過程作用在細胞膜上，但有的荷爾蒙則作用在細胞內，例如甲狀腺荷爾蒙、雌激素、雄性素、腎上腺皮質類固醇等。這些荷爾蒙由內分

泌腺體分泌後進入血中，然後到帶有接受器的細胞發揮作用。像甲狀腺荷爾蒙，與接受器結合後，會與特定的DNA接合，然後配合著轉錄因子，活化基因，而製造出特定的蛋白質，使細胞的新陳代謝加速。

維他命是細胞內生化反應的重要物質，例如水溶性的維他命B和C，油溶性的維他命A、D、E、K。維他命B_{12}和造血有密切的關係，缺乏時導致惡性貧血，維他命K則和血液的凝結有密切的關係。維他命通常無法在體內合成，必須來自食物，例如航海者，若沒有吃蔬菜水果，可能因缺乏維他命C而得到壞血病。而維他命D與腸子吸收鈣有密切的關係，缺乏時會導致佝僂症。

其他要強調的是癌症與基因的關係。致癌基因與癌症的產生有密切的關係，例如BRCA1基因與乳癌和卵巢癌有密切關係，而RB1基因與視網膜神經膠質瘤有關。

總之，生化學是瞭解細胞分子及細胞內化學反應的重要科學，因此要治療疾病，必須先瞭解生化學。

2.6 藥理學

在過去，大部分的藥物來自植物或動物，是不純的混合物，但醫生很少會去瞭解其真正的成分，只需瞭解它有什麼作用。但在幾十年之後，情況有顯著的改變，現在的藥物我們不但瞭解其結構式，而且對其作用機轉，吸收和排除的路徑、副作用和毒性，在使用前都必須先弄清楚。而研究藥物作用的機轉和排除的過程的學問，就是藥理學。

在一九二○年代，藥物的成分可以從植物或動物部分純化而

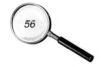

得到。隨後純化的技巧愈來愈好,現在已可以瞭解其結構式,而且利用有機化學的方法,還可合成構造類似物,而有更好、更專一的作用。

在一九四〇年代,更發現細菌可以製造抗生素,可用來消滅其他的細菌。而抗生素的結構式比以前知道的藥物更複雜,在一九四〇年代至一九五〇年代,主要靠有機化學來研究藥理學。

一九六〇年代,生化學的進展,導致分子藥理學的出現。藥物在細胞內的作用過程,已能讓我們瞭解到分子的層次,特別是到了一九八〇年代、一九九〇年代,分子生物學和基因工程學加速進展後,未來基因治療似乎將變為可能。

人類的神經系統包含中樞神經系統和周邊神經系統。而周邊神經系統又包含自主神經系統和體神經系統。自主神經系統管控心臟、血管、內臟等,是無法由意識直接控制的。

作用在中樞神經系統的藥物,包括抗精神病藥物、治療情緒性疾病藥物、抗焦慮藥物、抗癲癇藥物、治療巴金森氏病藥物、鴉片類止痛劑藥。

抗精神病藥物主要作用機轉為抑制神經突觸後多巴胺的接受器,主要在基底神經核和緣區的多巴胺D_2受器。而治療憂鬱症的新一代藥物則為神經突觸的選擇性血清素,或正腎上腺素再攝取抑制劑,使血清素和正腎上腺素更能發揮作用。抗焦慮的藥物則是與神經突觸後的GABA受器結合,增加氯離子的通透性,發揮抑制腦部功能的作用。而抗癲癇藥物則是抑制癲癇電荷的放出和散布。至於巴金森氏病,則因為黑質喪失掉多巴胺細胞,因此缺乏多巴胺,而治療的原理則是增加多巴胺神經原的功能。多巴胺的作用類似物為治療巴金森氏病的主要藥物。至於疼痛的感覺,來自疼痛的刺激經由脊髓傳到視丘。鴉片可以與脊髓和腦子的突

觸前、突觸後，以及腦部的鴉片受器結合，抑制疼痛的傳導。

作用在周邊神經系統的藥物，可以分成影響副交感神經系統、交感神經系統的藥物、神經肌肉傳導的阻斷劑、局部麻醉劑等。

副交感神經系統的神經節後神經會釋放出乙醯膽鹼，活化外分泌腺體、平滑肌和心肌。因此模仿乙醯膽鹼作用的藥物可以增加腸胃的蠕動。而拮抗乙醯膽鹼的藥物則相反，它也可以抑制胃酸的分泌。

交感神經系統主要經由在神經末梢放出正腎上腺素來發揮作用，而腎上腺髓質則可以分泌腎上腺素和正腎上腺素來加強其作用。它可以調節平滑肌細胞、心肌和腺體的分泌。交感神經作用類似物可以刺激心跳和增高血壓，來治療休克；也可使支氣管平滑肌放鬆，治療氣喘。

至於神經肌肉傳導，主要經由乙醯膽鹼，結合至肌肉細胞，因此神經肌肉傳導的阻斷劑可以放鬆肌肉。

另外在心臟血管系統方面，高血壓是一個很重要的問題。治療高血壓的的藥物，其作用包括抑制交感神經、拮抗血管收縮、利尿劑，以及使血管擴張的鈣通道阻斷劑等。這麼多種的降血壓藥物，讓醫生可針對個別的病人，作最佳的選擇。

在內分泌系統方面，荷爾蒙藥物合成的進展，使得合成的荷爾蒙取代了天然的荷爾蒙。而且藥物還可以加強本來天然荷爾蒙的作用和時間。對於過量分泌的荷爾蒙，可以利用拮抗劑，或抑制腺體分泌荷爾蒙的藥物來治療。

在對抗腫瘤方面，抗癌藥可以在細胞分裂生長的過程中，加以作用，例如使之合成不正常的DNA，或改變RNA的構造，或是直接抑制細胞的分裂。不過也因此，抗癌藥可能抑制骨髓，導致

造血不良、掉髮、傷口癒合不佳、胎兒畸形等。

在抗生素方面，可以分成殺死細菌或防止細菌生長的藥物。而依它的作用又可以分成抑制細菌細胞壁的合成、抑制細菌蛋白質的合成、妨礙細菌細胞質的合成、干擾細菌核酸的合成、抑制細菌蛋白質的合成，以及改變能量的代謝等。不過細菌對抗生素會產生抗藥性，它與細菌內的胞質遺傳體有關。抗生素可以殺掉對抗生素有反應的細菌，但也篩檢出有抗藥性的細菌，再經由融合，而把抗藥性的胞質遺傳體複製物，傳給本來可以被抗生素殺死的細菌。

另外要提的是有關過敏的事情。組織胺是肥胖細胞分泌的，在過敏反應時，會釋放出來。組織胺有三種接受器，作用在H_1接受器會使氣管收縮，作用在H_2接受器會使胃酸分泌增加，而H_3接受器主要在神經系統。

抗組織胺主要拮抗組織胺在H_1接受器的作用，可以對抗過敏反應。而H_2拮抗劑可以減少胃酸分泌，治療消化性潰瘍。

總之，使用藥物來治療病人，或開發新藥來治療疾病時，必須先瞭解其藥理作用，這樣才能作適當的選擇和創新。

WHAT IS MEDICINE?

3 臨床醫學 （一）

3.1　團隊合作的重要性

　　爲強調醫學是注重團隊合作的，在介紹臨床醫學的分類前，先說明團隊合作在醫學上的重要性。

　　由於科技的進步，要照顧比較嚴重的患者，光靠一個人，已很難做得好，爲了讓病人得到最佳的照顧，必須分工合作。醫學院各學系訓練出來的人員，在照顧病人上各司其職，現以病人爲例，來瞭解各專業人員的重要性。

　　當一個病人因爲左手腳不能動而被送到急診處來時，這時護理學系的畢業生——護士，會先做檢傷分類，看看適不適合掛急診，由哪一科來看，並量血壓、脈搏和體溫，然後送至內科，由內科的醫師（醫學系的畢業生）和護士來處理。

　　醫師這時會爲病人做身體檢查，推測可能的診斷，然後抽血，將血液送至檢驗室，由醫檢師（醫事技術學系的畢業生）檢驗，此外並送去放射線科照X光和做電腦斷層攝影，這時由醫學放射技術學系的畢業生來幫忙照相，以及影像醫學部的醫師來判讀。接下去在中風的診斷下，病人住院做進一步治療，同時請復健醫學系的畢業生，在復健科醫師的指導下，來做復健的工作，最後病人在能夠照顧自己的情況下順利出院。

　　此外，疾病的預防其實比個別的治療成效大多了，例如地方性甲狀腺腫，過去的台灣每四個學童就有一個有腫大的現象，因此當時有很多病人需要外科醫師手術，一九六七年在公共衛生專家的協助下，全面實施食鹽加碘，結果四年後，甲狀腺腫盛行率變成每二十五個學童才有一個，而且腫大的程度小了很多。這就

是公共衛生的重大成就，也是公衛系學生的好榜樣。

　　總之，醫學院和公衛學院的畢業生，在對抗疾病上，各有各的工作，由於大家協同努力，就可發揮最好的效果。

3.2　內科學

　　內科學是臨床醫學的基礎，因此不管從事那一個專科，對內科學都要有基本的瞭解，因為內科學是瞭解整個人體的病態變化，只有充分瞭解內科學，才能維持人的基本生命，也才能做到全人的照顧。

　　內科又分為腦血管系、呼吸系、心臟血管系、消化系、腎臟系、血液系、內分泌暨新陳代謝系、風濕免疫系、感染症系、職業病系等。不過其共通點是，都要把病人發病的經過、症狀、部位、持續的時間，做詳細的詢問（問診）。此外家族的病史，病人本身過去曾得過的疾病，也都要瞭解。因為遺傳對疾病的發生，影響是很大的，個人的疾病常常關聯到上一代。而且個人過去發生的疾病，可能是造成現在疾病的導火線。此外，個人的生活習慣也是很重要的，像抽菸、喝酒、職業、生活型態、性格，常與疾病有密切的相關。

　　舉例來說，高血脂的體質很容易遺傳到下一代，高血脂本身也容易造成動脈粥狀硬化，導致冠狀動脈心臟病。有內臟脂肪堆積的人，容易出現高血脂，也容易出現糖尿病、高血壓，由此可知每個環節都是環環相扣的。如果再加上抽菸、性格急燥，則發病的機會更大，這都顯示病史詢問的重要性。

　　其次是身體檢查。詳細的身體檢查可以發現診斷疾病的線

索。在古老的中國醫學裏有所謂的「望、聞、問、切」，這是診斷疾病的方法和要訣，而視診、觸診、聽診，則是現代身體檢查的重要部分。例如由問診知道有右胸痛、咳嗽，再加上觸診時發現體溫升高、脈搏加速，聽診時右肺有濕囉音，就可以診斷為肺炎。這時再照胸部X光檢查，和做痰的細菌培養，就可以證實診斷，以及選擇適當的抗生素治療。

在腦血管系方面，腦中風是很重要的疾病，特別是在老年人。在年紀大的人，腦血管壁脆性增加，若再加上血壓突然升高，例如情緒激動，則可能引發腦出血。此外老年人也容易發生腦缺血、梗塞，這主要與動脈粥狀硬化造成狹窄、姿勢性低血壓、脫水、頸椎骨刺或退化性關節壓迫到血流供應、心臟血液滯留引發血塊形成，造成腦血管栓塞有關。

在呼吸系方面，肺炎是很常見的，起因大都為過敏、化學藥品吸入、細菌感染、病毒感染等。肺結核是一個很古老，但仍然相當重要的疾病，在西元前一千年的木乃伊就已發現脊椎結核及肺結核，但到目前為止，仍有相當多的人感染肺結核。此外，肺癌是男性癌症死因的第二名（僅次於肝癌），及女性癌症死因的第一位。由於五年存活率約在10-15％左右，若要延長存活的機率，有賴早期發現，早期手術切除。氣喘也是重要的呼吸系疾病，它是遺傳與環境因素雙重影響的疾病。有氣喘特異體質的人，在吸到過敏原，例如塵蟎、香水等，可能急性發作。

在心臟血管方面，高血壓是一個很重要的問題，也是國內十大死因之一，它會導致眼底病變、心臟衰竭或心肌梗塞、主動脈剝離、腦栓塞、腎衰竭。因此除了找出可能引起高血壓的原因加以治療外，對不明原因的高血壓，應選擇適當的降血壓藥物。至於冠狀動脈心臟病，亦是心臟血管系很重要的疾病，它的產生與

高血壓、高血脂、糖尿病、吸煙、肥胖、壓力、缺少運動、遺傳
因子等有密切的關係。冠狀動脈狹窄，在心臟跳動較為劇烈時，
會產生心肌缺氧而發生心絞痛，甚至心肌壞死、心律不整，嚴重
時有致命的危險。一般的心電圖檢查敏感度較低，必須做運動心
電圖檢查，或核子醫學造影檢查，而心導管及冠狀動脈攝影術是
診斷冠狀動脈心臟病最正確的方法，但有危險性，致死率約千分
之一，因此應適當選擇檢查對象。現在利用快速的電腦斷層攝
影，做三度空間影像的組合，不失為一無侵犯性，又能看清楚血
管阻塞情形的好方法。在瞭解阻塞的情形後，再做適當的治療，
嚴重時可以做冠狀動脈氣球擴張術、血管支架置放術，不行時則
做冠狀動脈繞道手術。

在心臟血管系中另一個重大的問題是心律不整。心臟電氣傳
導帶動心肌的收縮，若傳導有異，會產生心律不整。對於心室上
面傳下來，而有異常迴路造成的頻脈，可以運用心導管技術，利
用高頻波電燒灼術燒掉迴路，治癒成功率95-98％，且很少復發。
至於心室性心律不整，若持續性心室頻脈，則很危險，可能變成
心室顫動而致命。現在除了藥物治療外，還可植入心內自動去心
律不整器。

在消化系方面，肝炎是國人一個很重要的問題，因為B型肝
炎帶原者，發生肝癌的機會是一般人的一百五十倍，而肝癌占男
性國人十大死因第一位。給嬰兒施打B型肝炎疫苗，可以明顯減
少產生B型肝炎的機會，進而減少肝癌的發生。至於已發生慢性B
型肝炎者，可以使用抗病毒藥物，例如lamivudine和免疫調節
劑，如α干擾素來治療。

消化性潰瘍亦是常見的問題，與喝酒、吃消炎藥、壓力、幽
門螺旋桿菌有密切的關係。目前可以利用消化道內視鏡直接觀察

65

病變，再用抑制胃酸的藥物治療，還可使用清除幽門螺旋桿菌的藥物來減少疾病的復發。

大腸癌亦是重要的問題。雖然大便潛血反應和腫瘤標記（CEA）是篩檢大腸癌的重要方法，但還是以大腸內視鏡直接觀察大腸的變化最為標準。利用健康檢查時，在麻醉下做大腸鏡，是篩檢大腸癌最好的方法。及早發現，並加以切除，則是治療大腸癌、增加存活率、避免轉移，最好的方法。

在腎臟系方面，因腎臟衰竭而必須長期洗腎，是造成全民健康保險龐大花費的重大原因之一，其中糖尿病又是造成慢性腎衰竭的一個重大原因。如果能夠好好的控制糖尿病，可以延緩腎衰竭的時間，也就可以減少龐大的洗腎花費。

在血液系方面，貧血是一個常見的問題。在台灣，地中海貧血是重要原因之一。由於基因的變異，使病人的血色素發生異常，血球變小，並出現貧血。另外缺鐵性貧血也是重要原因，在女性，月經量是否過多是要特別注意的。

白血病是血液疾病中致命的疾病之一。它是因為不成熟白血球的不斷分裂，妨礙了血小板和紅血球的製造而產生的病變。現在除了抗白血病藥物的進展以外，也可以尋找組織符合抗原（HLA）相似之捐贈者的骨髓做移植。

輸血亦是血液系的重要題目，除了考慮捐血者與受血者相配合外，也要注意感染原，如愛滋病毒等的篩檢。此外也可以視需要，只用血液中的紅血球、白血球、血小板濃縮劑或血漿來輸注。

在內分泌系統方面，甲狀腺疾病是一個很常見的問題，包括甲狀腺結節腫和甲狀腺功能異常。甲狀腺結節要注意分別良、惡性，目前最方便的方法是使用甲狀腺超音波和細針吸引細胞學檢

查來鑑別診斷良惡性，以決定是否開刀治療。至於甲狀腺機能亢進，是在壓力大的現代社會常見的問題，可以使用抗甲狀腺藥物、放射性碘，必要時手術治療。至於甲狀腺機能低下，則常是甲狀腺手術、使用放射性碘等造成的，一部分則是慢性發炎所致，可以使用甲狀腺荷爾蒙來補充，但常是終生需要服用。

過去台灣是地方性甲狀腺腫流行區，一九六七年全面食鹽加碘後，已不再見到巨大的地方性甲狀腺腫。但甲狀腺機能亢進，或是慢性發炎的人，則不適合吃含碘的食物，所以要到台鹽經銷處買未加碘鹽來使用。

在新陳代謝系方面，糖尿病是一個重要的問題，如前所述，它和冠狀動脈心臟病、腎臟衰竭都有密切的關係。成年人的第二型糖尿病是最常見的，它與肥胖、缺乏運動、遺傳有密切的關係。現在有很多口服降血糖藥物可以使用，這些藥物主要是刺激胰臟的胰島細胞分泌胰島素，或是抑制肝臟製造葡萄糖，以及增強胰島素的作用，但到最後，胰島細胞明顯減少後，則要使用胰島素來注射。現在有很多基因工程合成，且經過修改過胺基酸的胰島素生產出來，可以把血糖控制得更穩定。而配合胰島素注射筆，可以讓使用者在注射時更方便，更不會痛。

在風濕免疫方面，類風濕性關節炎、全身紅斑性狼瘡和休格連氏症（乾眼症併口乾症），則和自體免疫有密切的關係。現在雖然有較好的藥物出現，但在治療上仍是一個頭痛的問題。

此外愛滋病也是重要的免疫系統疾病。它來自愛滋病毒的感染，可以使被感染者的淋巴球（CD4）逐漸降低，而失去對細菌、黴菌的抵抗力，也容易出現淋巴瘤、卡氏肉瘤。目前有較好的治療藥物可以延長壽命、減少住院。愛滋病主要與性行為時傳染到病毒有關，但也有在輸血時遭受感染。安全性行為是很重要

的預防愛滋病的方法，至於疫苗，則尚未眞正臨床使用。

在感染症方面，雖然抗生素不斷在進步，可是抗藥性的細菌也不斷出現，而且偶有新興感染疾病的產生，例如嚴重急性呼吸道症候群（SARS），此外長期住在醫院時也可能發生院內感染的問題。另外，較爲常見的是食物中毒及感染性下痢，也都和細菌有關。

總之，內科學是一門涵蓋很廣的學問，與基本生命的維持有密切的關係。這也是爲何現代的住院醫師訓練，要求眼科、皮膚科、耳鼻喉科等等的住院醫師，要來內科受訓一段時間的主要理由。

3.3　外科學

外科學指的是利用手術的方法治療病人的科學，包括急症的處理，例如創傷、灼傷、手部受傷、腸胃道出血、急性腹膜炎、腸阻塞等等。此外，也包括常規的手術治療，例如處理結石、腫瘤手術、器官移植等。從事外科手術，對解剖學的瞭解要特別清楚，且需要強健的身體，和穩定的情緒。

在處理創傷方面，維持呼吸道的暢通和防止因爲出血造成休克是最重要的，其次才是創傷的處理。灼傷指的是燙傷、化學品灼傷和電傷。其重點爲去除掉造成灼傷的東西，然後是預防和治療休克、控制細菌的生長、把開放性的創傷縫合，並保存身體的功能和外觀。

手部受傷的處理包含止血、處理撕裂傷、清洗污染的傷口，和置放支架。若有需要，再進一步修補肌腱和神經的損傷，但這

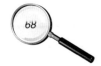

應由專門的手外科醫師來處理。

在腸胃道出血方面，原因包括十二指腸潰瘍、胃潰瘍、食道靜脈瘤、糜爛性胃炎、食道裂傷和其他原因等。在處理方面，包含快速的建立靜脈輸入途徑、放置鼻胃管、必要時做緊急內視鏡，然後視出血部位來處理。

引起急性腹痛的原因很多，包括闌尾炎、小腸阻塞、膽囊炎、胰臟炎、腎結石、十二指腸穿孔、子宮外孕、憩室炎、腸繫膜缺血、主動脈瘤破裂等。必須做正確的鑑別診斷，必要時進行手術。

在常規手術方面，頸部甲狀腺結節和腫瘤是很常見的，也是手術的大宗。一般在甲狀腺癌手術，除了切除甲狀腺以外，對於轉移的淋巴腺也應一併切除。而在做甲狀腺切除時，宜注意儘量避免傷害到回喉神經，以免聲帶麻痺，及傷及副甲狀腺而造成低血鈣症。至於副甲狀腺手術，通常是為了副甲狀腺腺瘤造成高鈣血症，以及慢性洗腎病人出現副甲狀腺功能亢進症造成高鈣血症。

在乳房方面，乳癌是現代社會相當常見的疾病，經由乳房攝影、乳房超音波，以及細胞學檢查，可以及早診斷。但範圍的評估，以及手術取下的腫瘤的一些標記檢定，對進一步處理的選擇，扮演關鍵的角色。

在胸腔的手術方面，肺癌是很重要的一部分。第一期和第二期的肺癌病人可以考慮只用手術治療。第三a期可考慮手術加上化療和電療，若程度更嚴重，則不考慮手術。

在心臟手術方面，過去風濕性心臟病造成的瓣膜缺損，是很重要的一部分，現在病例已明顯減少。但由於壽命的延長，及生活飲食型態的改變，冠狀動脈疾病手術成為很重要的一部分。冠

狀動脈手術除利用心導管做整型手術、置放支架外，如果嚴重者則要靠手術作冠狀動脈繞道手術。

在胃和十二指腸方面，由於藥物的進展，消化性潰瘍的手術病例明顯減少，主要是經由內視鏡檢查及切片，早期發現胃癌，而做手術。在膽道方面，過去膽結石手術的作法漸漸被腹腔鏡手術取代，可以較迅速的恢復和出院，傷口也明顯的變小。

至於肝癌，雖然肝炎疫苗的使用，使年輕一代的肝癌明顯減少，但成年人的肝癌仍相當多。手術的應用，主要對象爲早期發現的肝癌病人。胰臟癌由於出現明顯症狀時，通常爲時已晚，因此常只能做輔助性手術。若能切除，其手術範圍包括胰臟頭部、總膽管遠端、膽囊、胃竇和十二指腸，因此是相當大的手術。

急性闌尾炎是很常見的疾病，目前也常用腹腔鏡手術處理。但若已經破裂並化膿，則應以傳統手術治療爲宜，並放引流管。

大腸癌是現代人重要的癌症，亦是造成死亡的重要原因。在尚未遠處轉移前，手術是很重要的治療方法，範圍包括腫瘤及前後各五公分的大腸，以及與其相關的腸繫膜和淋巴腺。

至於沒有生命危險的痔瘡，手術使用的時機主要在消除疼痛、出血和突出。疝氣也是常見的，以腹股溝疝氣最爲常見，大多發生在男性。腸子進入疝氣中，會造成絞窄，因此必須加以修補。

在內分泌外科方面，腎上腺腫瘤切除通常採用腹腔鏡手術。至於治療嗜鉻細胞瘤，術前的降壓和補充鹽水是很重要的。其他像引起高血壓的皮質醛酮症，腎上腺皮質素過量造成的庫欣氏症，也都以腹腔鏡手術爲主，這一部分通常由泌尿科來做。

在神經外科方面，腦內最常見的急性腫塊通常是受傷所致，由於腦壓上升，會造成腦幹受傷，而有生命危險。現在由於造影

技術的進展（電腦斷層攝影和核磁共振檢查），可以很快的判定病變部位，做手術處理。

　　至於腦垂腺腫瘤的處理，像乳促素瘤，可以直接用藥物治療。不能用藥物治療的腦垂腺腫瘤，可以採用經蝶骨做腦垂腺腺瘤摘除，現在經由鼻腔，而不是經由上嘴唇內側進入，更可以減少傷口。

　　在器官移植方面，腎臟、心臟、肝臟、肺臟移植手術，都已成功。而成功的主要理由，來自於捐贈者與接受者的組織配對，以及免疫抑制劑的進步。至於胰臟的移植，由於胰島素的進步，比較少做。

　　總之，外科由過去的理髮師兼營的行業，變成現在地位甚為崇高的專業，除拜解剖學進步之賜，也得之於機械、影像醫學及藥物之進步。

3.4　婦產科學

　　婦產科學又可分成婦科學與產科學，婦科學主要探討婦科器官的相關疾病，而產科學則是介紹與懷孕和生產有關的知識。

　　在婦科方面，更年期障礙是一個重要的主題。主要與卵巢功能衰竭有關，而出現陣發性的熱潮紅、不安、失眠、陰道乾燥、骨質疏鬆，心臟血管疾病增加等。補充女性荷爾蒙可以改善症狀，但宜注意乳癌及子宮內膜癌篩檢。

　　其次是子宮肌瘤的問題。子宮肌瘤在婦女生育年齡時出現，尖峰年齡為三十到五十歲間。四分之一的婦女有明顯的子宮肌瘤，太大時會壓迫骨盆和腹部的器官，造成例如頻尿的問題。子

宮肌瘤若靠近子宮內膜，可能導致月經過量而貧血。超音波檢查可以清楚的看出子宮肌瘤的大小，在治療方面，主要是追蹤觀察，必要時採取手術治療，有些也可採用藥物治療，抑制女性荷爾蒙的作用，讓子宮肌瘤變小。

　　婦科的癌症包括子宮頸癌、子宮內膜癌、葡萄胎、卵巢癌等。在子宮頸癌方面，子宮頸細胞抹片是一個很重要的篩檢方法，可以早期發現，因此是公共衛生的一大政策。子宮內膜癌的主要症狀是停經後出血，異常出血時要做子宮內膜切片檢查。卵巢癌由於發現時通常較晚，容易使病人死亡。CA125腫瘤標記、BRCA1基因的測定，與超音波檢查等，雖然對篩檢卵巢癌有幫助，但大量篩檢仍有問題，對有家族史的人比較有意義。

　　感染亦是婦科常見的疾病，包括生殖器官的單純疱疹、陰道滴蟲病、陰道念珠菌症、淋病、披衣菌，以及淋病加披衣菌造成的骨盆腔發炎疾病等。症狀包括下腹痛、陰道出現化膿分泌物、發燒等症狀，必須使用適當的抗生素來治療。

　　尿失禁亦是上了年紀的婦女一個常見的疾病，病人必須先清楚記錄尿尿的頻率和發生時間，醫師則幫忙測定尿的流量和殘餘量，以及檢查是否感染。若是一咳嗽或打噴嚏就尿失禁，可以做骨盆腔肌肉運動（凱格爾運動），必要時再手術處理。

　　在產科方面，不孕是一個重要的問題，有許多原因會造成不排卵而不孕，例如乳促素過高，或甲狀腺機能亢進症或低下症，在適當治療後就會懷孕。若無法以類似的方法處理，可考慮試管嬰兒的作法，即在試管內將卵子與精子結合，再送回子宮使之著床。在人工生殖方面，比較令人困擾的是多胞胎的問題，不過可以經由超音波的觀察，在懷孕時加以減胎。

　　做羊膜穿刺的產前基因篩檢是讓高齡產婦避免生下先天染色

體異常寶寶一個很重要的檢查。例如唐氏症，在二十歲懷孕時，生下此種病童的機會為1/1167，但到了四十歲則是1/106。除羊膜穿刺外，測定血中的HCG、α胎兒蛋白與E3的量，也是計算發生機會的方法。

生產當然也是產科重要的議題，自然產指的是經過產道生產，不過會出現明顯的疼痛。由於麻醉的進步，有許多種方法可以減少因生產而出現的疼痛。至於剖腹產，一般是在無法自然生產時才採用。

羊膜液栓塞並不常見，但在生產時發生羊膜液栓塞卻有60%至70%的死亡率。由於胎兒的物質進入母體，會產生休克、呼吸困難和出血，目前這種疾病仍很不容易治療。

至於在產後的一個重要問題是生產時大出血，造成腦垂腺壞死，而出現陰毛、腋毛脫落、乳暈變淡、無法哺乳、倦怠等腦垂腺功能低下所導致的甲狀腺功能不足、腎上腺功能不足和性腺功能不足。必須正確診斷出來，適當的補充荷爾蒙，才能恢復正常。

除此之外，子宮外孕是在急診處常碰到的腹痛原因之一。對於年輕女孩，有腹痛、貧血的現象，懷孕試驗是必要的檢查。為進一步確定，要做黃體素測定、超音波及腹腔鏡檢查。

總之，婦產科學與女人的一生有密切的關係。由於科技的發展，人工生殖、基因篩檢、腫瘤的處理，都有進步，但許多問題仍待解決。

3.5　小兒科學

　　小孩與大人有很多不同的地方，因為小孩處於生長和發育的階段，而且由於胚胎發育的異常，小孩可能有一些先天異常。另外就是一些遺傳疾病，在小孩子時就表現出來。

　　出生的頭二十八天，又叫新生兒。出生時，嬰兒可能有的問題，就是生產時的受傷，另外就是先天的異常，因此在出生時必須做詳細的檢查。此外要抽血做新生兒篩檢，內容包括苯丙酮尿、甲狀腺功能低下症等檢查，因為能及早發現，並加以處理，小孩子就不會發生智能異常。注射卡介苗和B型肝炎疫苗在出生時也是需要的。

　　出生一個月到一歲的小孩，要注意的是口服和注射疫苗的事情，包括白喉、破傷風、百日咳、小兒麻痺，另外是第二劑（六星期）和第三劑（六月大）的B型肝炎疫苗。隨著小孩的活動量變大，發生意外的機會也大，這也是要特別注意的。另外一個是小孩被父母毒打的問題。至於在落後地區，要注意小孩的營養缺乏，而在經濟良好的地區，則要注意肥胖。

　　在一至五歲的小孩，意外和受父母毒打一樣是要特別關心的。此外要注意小孩的聽力、說話、視力、生長和發育的情形，例如生長素缺乏，由生長遲緩可以檢查出來。在五到十六歲的小孩，要防止其藥物濫用、抽煙、喝酒、得性病、運動傷害，也要注意精神和情緒上的發育情形。因吃垃圾食品而造成的肥胖，也常在這時發生。

　　接下來談小兒科的各類疾病。意外的發生有很多原因，它可

能是二歲小孩的最主要死因，小孩子可能吸入或吞入異物。另外誤食藥物、溺水、燙傷也是防範的重點。

在心臟方面，小孩的心臟病以先天性心臟病為主，由於風濕熱的減少，比較不容易發生後天性心臟病。先天性心臟病又可以大分為引起發紺和不引起發紺者，經由心導管檢查，可以得到進一步的正確診斷。

在小孩子的保護方面，父母親酗酒或精神上的挫折，可能因此打傷、燙傷，甚至性侵犯小孩子。在發現問題後，小孩子應得到必要的保護。

在皮膚病方面，青春痘是發育中的小孩子一個重要的問題。此外單純疱疹或帶狀疱疹等由病毒引起的病變，以及由葡萄球菌導致的皮膚化膿現象也是可見的。另外是藥物過敏、接觸性皮膚炎和血管瘤等。

在內分泌學方面，先天性腎上腺增生造成的雄性化，胰臟受到自體免疫破壞產生的第一型糖尿病，甲狀腺功能低下、生長素分泌不足造成的生長遲緩，腦垂腺生長素分泌過量造成的巨人症，或是性腺功能低下，是要特別注意的。

腸胃道方面，闌尾炎、腸套疊及特殊的Henoch-Schönlein症（包括腹痛、下肢皮膚有出血點、血尿等），唇裂和顎裂、腹股溝疝氣、肚臍疝氣、大腸神經節細胞缺乏造成的腸子鼓脹，和阿米巴感染造成的血便，是比較重要常見的問題。

在遺傳疾病方面，染色體異常，如特納氏症（XO），克萊恩費爾特氏症（XXY），會造成性腺功能異常，和體型特異。而唐氏症發生率為新生兒的六百分之一，他們有四十七個染色體（比正常者多一個），會有先天性心臟病，及其他多樣的異常。另外Prader-Willi氏症呈現矮小、肥胖的身態，並出現隱睪和協調上的

障礙，Marfan氏症則是身材很高、兩手張開距離大於身高、上顎高、眼睛晶體移位、血管瘤等症狀。

在血液學方面，貧血是重要的問題，包括缺乏維他命、鐵劑，和先天血色素異常，如地中海貧血、鐮刀型貧血等。而自體免疫性疾病可導致原因不明的血小板缺乏性紫斑症。另外重要的凝血異常，如血友病是性聯遺傳（與X染色體有關，易發生於男性），它是因缺乏第八凝血因子的製造，而容易出血。

在肝臟方面，肝病在小孩子比較少發生，不過膽管萎縮而出現黃疸倒是很重要的疾病，可能必須要做肝臟移植。

在細菌感染和免疫方面，由於疫苗的進展，像白喉、小兒麻痺這種重要的感染，已不再發生，但小孩先天免疫的缺陷，可能使小孩容易遭受細菌的感染。此外一些尚沒有疫苗的疾病，小孩子也可能感染到，其中重要的是愛滋病毒。而在原蟲和寄生蟲方面，如瘧疾、蛔蟲、鉤蟲、條蟲等，許多地方仍然有此種感染。

在新陳代謝方面，胺基酸的代謝障礙會造成疾病，例如缺乏苯基胺酸羥基化酶，會使得苯基丙胺酸及其分解產物的堆積，造成苯丙酮酸尿症，會影響智力發育。又如碳水化合物的代謝障礙形成肝醣貯積病，會出現低血糖、肝臟腫大的症狀。而脂肪的新陳代謝異常，例如Niemann-Pick氏病，會造成脂肪堆積，使肝脾腫大，發展遲緩。

在腎臟和泌尿系統方面，先天性的異常容易導致細菌的感染，另外腎病症候群與蛋白質從腎小球漏到尿裏有關，會造成全身浮腫、小便減少，產生腹水和胸水。

在神經系統方面，腦性麻痺是一個重要的問題，其發生率為每一千個新生兒有二至三個，它的發生與腦部受到傷害，造成姿勢和運動的障礙有關，另外癲癇也是小孩的重要疾病，嚴重時會

造成大發作。

在腫瘤方面，每五百至六百個小孩子，就有一個會發生腫瘤，包括白血病、淋巴瘤、視網膜神經膠質瘤、肝細胞瘤等等。雖然預後通常比大人好，但也視診斷時的分期，和腫瘤的種類而定。

在眼科學方面，青白眼、白內障同樣可以發生在小孩，有的與早產有關，此外是先天的發育不良，如虹彩缺陷。

在骨科方面，骨生成不全症是一種顯性遺傳疾病，會出現藍色的鞏膜、骨頭脆弱，和嚴重的骨質疏鬆等。

在呼吸系統方面，過敏性鼻炎、氣喘、細支氣管炎是常見的問題。過敏性鼻炎又稱枯草熱，它與吸入過敏原有關。氣喘的發生率高，它與呼吸道感染、暴露在過敏原、塵蟎及動物的皮屑下有關。此外，自體免疫性疾病，如關節炎、紅斑性狼瘡，在小孩子一樣可以發生。

總之，小兒的疾病有它特殊之處，與遺傳、先天異常有密切的關係，也牽涉到生長和發育，以及心理上的發展，因此處理上與大人不大一樣。

3.6 眼科學

眼科學是探討眼球的相關知識，及研究如何診斷與治療眼睛疾病。

眼睛主要的功能是看東西，光線穿過角膜、瞳孔、晶狀體和水晶體，到達視網膜。近視、散光和遠視是視力方面很常見的問題。利用矯正鏡片可以瞭解眼睛的近視、遠視程度，並加以矯

正。隱形眼鏡是附著在角膜上的鏡片，有治療和美容上的效果，但也可能產生併發症。此外，手術也可改善視力，可免掉戴眼鏡和隱形眼鏡的不方便。Laser in situ keratomileusis（LASIK）利用雷射刀手術矯正度數，是目前最常用的方法，但若近視或遠視度數太高，則最好在角膜後方裝上人工鏡片（Phakic intraocular lenses, IOLS）。

白內障是老化或糖尿病病人提早產生的疾病，這時必須把晶狀體摘除，才能改善視力，但由於會產生度數上的變化，因此過去必須戴眼鏡來矯正，現在則在手術時，同時放入人工鏡片。

結膜是眼角膜旁邊的組織，與外界接觸，因此容易受細菌或病毒感染，過去砂眼是常見的，現在比較常見的是流行性病毒感染，叫流行性角膜結膜炎（EKC），病人一直流淚、眼睛充血、結膜積水，同時有耳朵前面的淋巴腺腫。另外過敏性結膜炎與體質有關，對空氣中的粉塵過敏，而出現癢、黏液性分泌，下眼瞼有乳突樣的變化。

眼球的運動受到眼球後面六條肌肉的控制，包括內直肌、外直肌、上直肌、下直肌、上斜肌、下斜肌。斜視與肌肉的運動不對稱有關，必要時需手術調整肌肉。重症肌無力時，眼肌肉和眼皮的運動會受影響，這時出現眼球轉動不靈活，眼皮下垂的現象。此外甲狀腺機能亢進症的患者，有些出現眼肌肉腫大的情形，亦可能使肌肉轉動時會痛，以及不對稱，而有複視的現象。

眼皮上拉不僅影響美觀，也使眼睛無法閉緊，而造成乾眼、流淚，其原因包括神經、肌肉異常，或受傷產生的病變，可以用手術調整。但在甲狀腺眼病變時，宜先藥物治療，可能就會恢復。

至於眼皮下垂則與神經、肌肉的異常有關，例如腦垂腺瘤出

血，壓迫到第三對腦神經，或是重症肌無力造成。這時以治療根本的原因為主。

眼皮的病變會出現皮膚變化，如黃斑、痣、腫瘤、囊腫等，應在確定原因後加以治療。

至於眼窩內的病變，最多的是甲狀腺眼病變，此病會因肌肉變化、脂肪組織增多，而造成眼突，此外淋巴瘤、視神經瘤、血管瘤，也可造成眼突。現在有電腦斷層攝影，可以很快瞭解病變的所在和本質。

外側的淚腺分泌淚液後，濕潤眼結膜和角膜，然後從內側經鼻淚管溝，流到鼻腔。有時鼻淚管溝阻塞，也會導致流淚，不過這種阻塞可能是先天的，或後天的。

網膜是感覺影像，位於眼球底部的膜，上面有動脈和靜脈。高血壓可能使血管發生變化，影響視力；糖尿病病人亦可能出現微小血管瘤，造成眼底出血，影響視力。此外視網膜剝離亦是十分重要的疾病，可能導致失明，必須緊急用雷射加以固定。

色素性網膜炎經常是由於遺傳所致，會造成網膜上的光受器漸漸喪失掉功能，而導致夜盲、視野變窄，在光線變化時，視力的適應差，目前並沒有好的治療方法。

眼底的黃斑部位負責中心的視覺。早發性的細胞老化、死亡，會導致中心視覺喪失。它與先天遺傳上某種酵素缺乏有關，其基因在自體顯性遺傳為ELOVL4，在自體隱性遺傳時為ABCA4，導致褐脂堆積。

青光眼是眼睛很重要的一個疾病，它的發生是因為眼壓增高，嚴重可能導致失明，糖尿病、高血壓、抽煙、喝酒的人，比較容易得青光眼。青光眼的直接原因是眼睛前部液體的流動出現阻塞，導致眼壓升高，而壓迫到網膜，傷害視神經，導致失明。

有一些基因的異常與青光眼有關，測量眼壓、視野，是很重要的檢查方法。

對先天的青光眼（兩歲以前就出現），手術是最好的方法。至於成年人的青光眼，若前房角是開放的，則可以長期使用藥物來降低眼壓。若是虹彩沾黏，造成前房角封閉，會引起眼睛紅、痛，它是一種急性的病變，必須緊急動手術，才不會使視力受損。

此外由於基因醫學的進步，許多眼睛的遺傳疾病，像是從角膜、網膜到神經眼病變，我們都有不少瞭解，這可以提供遺傳諮詢，以及未來發展基因治療之用。

總之，眼睛是很敏感、很重要的器官，掌管人的視覺。近視、白內障、青光眼、遠視，以及糖尿病視網膜病變，是現代人常見的問題，即使一般人，對此也要有基本常識，才知道及早就醫處理。

3.7　泌尿科學

泌尿科學主要是以手術方法處理腎臟、輸尿管、膀胱、尿道、性腺、前列腺的問題，當然腎臟上方的腎上腺腫瘤，也是泌尿科的工作。此外前列腺的問題，不管手術與否，也屬泌尿科的範圍，只有腫瘤轉移，才歸腫瘤科管轄。

尿路結石的處理，是泌尿科的專長，根據考古，西元前四千八百年就有尿路結石疾病，除傳統的手術切開取石外，現在對於小的結石，可以做體外震波碎石術（ESWL），不用手術。但在做尿路結石的評估時，宜注意有否誘導產生尿路結石的因素，如副

　　甲狀腺機能亢進症產生的高血鈣症。至於大於兩公分的結石，則以經皮腎結石手術較好。至於包皮的手術，西元前三千年薩卡拉陵寢（Saggara）的壁畫即有記載。

　　腎臟移植是末期腎臟病病人在血液透析以外的選擇方法。目前一年的存活率大於85％，十年存活率為40-50％。它可以改善腎衰竭病人的生活品質，但與血液透析比較，壽命並沒有較長。

　　尿路阻塞亦是泌尿科的處理範圍，它發生的原因可能是腎結石掉下來卡在尿道，造成的急性阻塞，也可能是寄生蟲、感染、腫瘤造成的慢性阻塞。至於處理的方法，經由術前的檢查，在確定病變後，可以做適當的手術。

　　在腫瘤方面，腎細胞癌是很重要的腫瘤，臨床分期是影響預後最主要的因素。因此應及早發現並加以手術，在第一期時，五年的存活率有75％，但若是第四期，則只剩11％。

　　在膀胱癌方面，與致癌物經過膀胱時造成的刺激有密切的關係，抽煙也是重要的因素。膀胱癌以表皮細胞或移型細胞癌為主，會出現血尿。可以經尿道做切除手術，但容易再發，必須佐以其他療法。

　　前列腺癌的發生率逐年在增加當中，不過現在發現的時間提前。經由肛診和測定前列腺特異抗原，可以儘早發現，而減少死亡率。前列腺根除手術與電療，要視延長有生活品質的壽命多少而定。

　　睪丸的精原細胞瘤，正確的處理，五年的存活率可以超過90％。在化療前，可以冷凍保存精液，以做未來生育之用。手術、化療、電療是處理精原細胞瘤時，使用的方法。

　　良性前列腺肥大是正常男人年老必須面對的問題，前列腺肥大會造成小便時不通暢，甚至有殘留尿的問題。α交感神經阻斷

劑可以放鬆前列腺的平滑肌細胞，而5α還原酶抑制劑可以減少前列腺的體積，都是值得嘗試的作法，前者四星期就有效，後者則要到六個月。藥物無效時採用的方法有很多種，包括最標準的經尿道切除前列腺手術，以及熱波、放支架等。

尿失禁也是重要的問題。若有尿失禁時，要先看看有什麼原因影響小便，例如尿道感染；大便阻塞在直腸內，使人常想上廁所；罹患糖尿病而有尿多的情形；行動不變使人無法上廁所而尿失禁；吃利尿劑致使尿量增多；停經後因女性荷爾蒙不足造成陰道萎縮等，都是尿失禁的原因。如有上述的情形，先解決這些問題，尿失禁的病情自然會改善。

如果沒有上述的情形，對於突然急著想去尿尿，而且一天好幾次，且尿完又想去尿的病人，第一線治療方法是行為治療，例如做膀胱訓練，也就是學習拖長去上廁所的時間，此治療方式會使超過一半的病人因此改善。而骨盆腔底肌肉運動，又名凱格爾（Kegel）運動，甚至比膀胱訓練更有效。另外是使用藥物，也就是對抗膽鹼作用在膀胱，但最好不用作用在其他地方，例如唾液腺，以免產生口乾的副作用。目前最常用的藥物是tolterodine（Detrusitol）。若骨盆腔底肌肉運動加上tolterodine治療，可以得到最好的治療效果。

對於一咳嗽、打噴嚏、拿重東西就會尿出來的人，許多醫師認為骨盆腔底肌肉運動和手術是比較可行的辦法。至於在藥物方面，有趣的是一種抗憂鬱藥duloxetine，可以用來治療這種尿失禁，主要是因為它可以增加薦脊髓柱的血清素及正腎上腺素，因此增強陰部神經的活性，並加強尿道括約肌的收縮。這種藥物的副作用為噁心，但繼續用後就會消失。焦急型尿失禁可以用行為治療或藥物治療，必要時手術，而壓迫性尿失禁是在腹壓增加時

失禁，可以使用行為治療、藥物治療和手術。

　　此外男性不孕也是泌尿科的研究重點之一。在不孕的夫婦當中，男性不孕造成夫婦不孕的機會為20％。有一些先天疾病是造成不孕的原因，如卡門氏症，與下視丘異常有關；而克萊恩費爾特氏症則與睪丸發育異常有關，另外Kartagener氏症是纖毛的運動出了問題，因此也容易呼吸道感染，此外身體器官會轉位。

　　陰莖勃起功能失常是泌尿科的重要處理項目。其原因牽涉到精神層面、神經異常、荷爾蒙異常、動脈硬化、靜脈阻塞、藥物的副作用，全身性疾病等，因此應作適當的評估後再加以處理。在不得已的情況下，可以裝置人工陰莖。

　　另外陰莖除了勃起異常的問題外，也可能因先天異常而造成陰莖異常，例如小陰莖，可以手術矯正。此外Peyronie氏病是勃起時疼痛且變型的疾病，發生於中年人，原因很多，輕微時可用藥物治療，嚴重時手術。

　　腎上腺雖屬內分泌器官，但在診斷確定後，還是得依靠泌尿科醫師做腎上腺腫瘤，如皮質醛酮症、庫欣氏症、嗜鉻細胞瘤的手術。現有腹腔鏡手術，傷口大為減少，病人恢復時間短，大大改善生活品質。

　　總之，泌尿科學與內分泌學有很多知識是共通的。它與腎臟內科、婦產科也有相通之處，這也是科與科間必須合作的地方。

3.8　耳鼻喉科學

　　耳鼻喉科學是研究及治療耳鼻喉疾病的學問。常見頭頸之先天異常有：

1.先天性耳前陷及囊腫：即耳輪前面有針孔樣凹窩，常有家族性遺傳，可能單側又可能雙側。

2.招風耳：在台灣因招風耳而要求矯正的非常少，也許與中國人認為劉備的耳朵有帝王命有關。

3.小耳症：這種畸型最常碰到。

4.第一鰓弓綜合病徵：包括顎面骨發育不全，是種顯性基因，可能顴骨（malar）發育不好，導致眼瞼下垂，下眼瞼缺損。外耳異常，且常併有中耳及內耳之異常或舌頭下沈，下顎骨發育不全，吸氣喘鳴，發紺及營養不良。

5.鼻後孔閉塞（choanal atresia）：往往嬰兒哭的時候，臉色很好，但吸乳或不哭的時候，呼吸困難，甚至發紺。

6.甲狀腺舌管之殘留物。

7.側頸囊腫。

8.舌頭異常：舌粘連最為常見。

9.顎裂及唇裂。

10.食道氣管異常或食道發育不全，常有氣管食道廔管。

11.喉頭異常。

被黏膜覆蓋著的上呼吸消化道，含有豐富的唾液腺、黏液腺，平時可在黏膜上出現一層黏液層，保護黏膜，若有病毒或細菌感染，除了黏膜腫脹外，分泌液之量和性質也會改變，而且下鼻甲的組織也會膨脹，因此出現鼻塞、流鼻涕、喉嚨痛、燒灼感等症狀。這時除了全身性的藥物療法，局部的清理及治療也很重要。若是流鼻血，要注意中隔的前下方，該處為四條小動脈的聚合點，黏膜若有潰瘍或受傷，很容易大量出血，應該先壓迫止血後，再燒灼止血。後者作用較快，但腐蝕性較強。

　　耳鼻喉科門診常見的耳科疾病，大多是外耳的問題。常見的外耳疾病有外耳道異物、耳垢栓塞、耳郭及外耳道發炎、黴菌感染及外傷等。若是有硬性耳垢栓塞，尤其水又進入耳內時，耳垢（表皮落屑、耳垢腺分泌物之混合物質）就會膨大，會有重聽、耳鳴、閉塞感，偶有耳朵痛，此時可用小鑷子去除。若病人覺得痛或拿不出，可先點ceruminal solution，一天三次，每次浸泡十至十五分鐘，二至三天後再用吸引鐵管抽吸。對於耳道異物，若是昆蟲（如小蟑螂、螞蟻等），可先用T. T. oil或其他植物油浸泡耳道，使昆蟲窒息，及減少足爪的刺激，然後再用小鑷子或吸引管除去。若是螞蟻黏在耳膜上，可以不必勉強吸出，任其自行排出，以免疼痛。咬傷處，可用四環素軟膏塗抹。

　　中耳的疾病，包括急性中耳炎、積液性中耳炎，以及慢性中耳炎。中耳介於外耳及內耳之間，最靠外側，以鼓膜與外耳分界，最靠內側則以包覆內耳的骨頭為界限。中耳實際說來應該稱為中耳腔，是充滿了空氣的空間，在這個空間中有三塊聽小骨：槌骨、砧骨、及鐙骨，由外而內連接了鼓膜以及內耳，負責將外界的聲波傳導及放大進入內耳，再由內耳轉變為電生理訊號，使人聽到聲音。中耳腔在正常情況下是一個密閉的空間，唯一可以進出的管道是位在中耳腔前方的歐氏管，連接中耳腔至鼻咽的側方。

　　急性中耳炎最常發生在小朋友。約有81%的人可以由中耳抽出液培養出致病細菌，其中最常見的有肺炎鏈球菌及流行性感冒嗜血桿菌。早期症狀包括發燒、耳痛、小兒易怒不安、嘔吐等，發燒嚴重的幼兒可能會有痙攣，之後可能耳朵流膿、聽力變差。小小孩因為仍不會表達，可能會去拉扯耳朵，抗生素是最主要的治療方式。

　　積液性中耳炎又稱為慢性積液中耳疾病，是中耳腔長時間有液體之存留，通常續發於急性中耳炎。在小朋友通常是被警覺性較高的父母、或是老師發現有異，經檢查才發現。通常好發於七歲以下的小朋友，常常是兩側性。若是發生在大人，必須小心排除鼻咽癌的可能。可分為內科治療，以及外科治療，內科治療主要仍以抗生素為選擇，一般有人建議必須完成二十一至三十天的療程。當內科治療無效時，必須使用外科治療，即裝置中耳通氣管。

　　慢性中耳炎主要可分為兩大類疾病：一是臨床症狀上較為輕微、併發症較少的慢性化膿性中耳炎；另一種是症狀較為嚴重、也比較會產生併發症的膽脂瘤。二者的成因及症狀不盡相同。慢性化膿性中耳炎的真正成因其實仍舊未明，最被公認的假說是一次嚴重的急性中耳炎，造成了耳膜的破洞，而此破洞癒合不好，導致中耳腔持續感染，之後變成了慢性化膿性中耳炎。

　　膽脂瘤生成的原因則有許多理論。膽脂瘤分為先天性及後天性。先天性膽脂瘤一般認為是胚胎發育時外胚層上皮細胞包含於中耳、或是中耳黏膜的化生所致。後天性膽脂瘤又可分為原發性及次發性。原發性後天性膽脂瘤指的是耳咽管功能不良，產生中耳負壓，導致上鼓室由外側鼓膜內陷所造成；而次發性後天性膽脂瘤，則因為外傷或發炎，造成鼓膜裂孔，導致外耳的上皮進入中耳所造成。

　　慢性化膿性中耳炎最常見且最惱人的症狀是耳漏，尤其在感冒或抵抗力較差時，耳朵便流水、甚至流膿；有些人則是本來有了耳膜破洞但卻不自知，在一次游泳或洗頭時，耳朵進水後，引起感染而流水流膿才發現。另外，因為這種發炎及感染是慢性疾病，除了中耳黏膜可能因此而有變化，中耳的聽小骨可能也會受

到波及，造成聽小骨的破壞或粘連而導致傳導力下降，加上耳膜的破洞，病人的聽力會漸進性地變差，更甚者引起內耳迷路發炎，導致眩暈，且聽力喪失更為嚴重，有些病人也會有耳鳴的情形。一般而言，在抗生素發達的今天，比較嚴重的併發症已經較為少見。

慢性化膿性中耳炎因為每個人的嚴重程度都不相同，因此，最適當的治療方法因人而異。一般來說，慢性化膿性中耳炎的治療不外乎內科治療與手術治療。若只是單純的耳膜破洞，耳漏的情形很少而且輕微，並且在服用抗生素或使用耳滴劑可以控制的情況下，可以不需要手術治療；但若是耳漏的情況較嚴重且頻繁、聽力喪失明顯，為了控制感染，避免併發症，以及儘可能恢復聽力時，手術是唯一的選擇。

膽脂瘤和慢性化膿性中耳炎最大的不同，就是其較為惡劣的臨床表現，除了先天性膽脂瘤之外，後天性的膽脂瘤其發生的位置通常位於上鼓室，形成一個內陷的袋狀構造，其內堆積上皮細胞的角質層，造成細菌滋生，因此會有非常惡臭的耳漏，另外會導致骨質的破壞，造成聽小骨的侵蝕，使聽力下降，嚴重時可能因為侵犯內耳造成感音神經性聽力障礙，以及耳鳴、眩暈等情形。有些嚴重的病人可能會有顏面神經的侵犯，導致顏面神經麻痺。和慢性化膿性中耳炎比較起來，膽脂瘤造成併發症的機會較高，而且是一種不可逆的變化，因此必須更快治療。外科手術常常是唯一的選擇，因為膽脂瘤是一種不可逆的變化，不用手術去除，通常無法根治。

耳蝸是內耳的一部分，為聽覺的感覺器官。聽力減退、耳鳴、耳脹及耳塞是門診中常常可聽到的病人主訴，這些令人困擾的症狀會造成學習能力下降，或與別人溝通不良。

聽力障礙可分為以下數種：

1.傳導型聽力障礙。

2.感音神經性聽力障礙。

3.混合型聽力障礙。

4.功能性聽力障礙，可能由於心理或情緒因素所致。

5.中樞性聽力障礙，並非純聽聲音障礙，而是瞭解發生問
題。

前庭是維持平衡的器官。內耳的前庭包含橢圓囊、球囊
（sacule）和三個半規管。

良性陣發型姿勢性眩暈的病人在改變姿勢時，有突發性的頭
暈的感覺，持續約五至三十秒鐘，站的時候也可能會發生，但最
常見的是在躺著的時候轉頭，或翻身的時候發生眩暈，常伴隨有
眼振，有時也有噁心，但很少會嘔吐。大部分的病患自己會痊
癒，症狀很少持續超過六個月，有一半的病人在症狀緩解之後，
再度復發。本病很難找到原因，大部分為頭部外傷，接受過耳部
手術，或是不明原因之前庭失衡，病人的年齡以四十至六十歲的
女性為最多。本病絕大多數是後半規管中有一些漂浮的沈積物所
引起，少部分的病人是因為水平半規管中沈積物引起。此病通常
是自限性的，持續六個月或更短，其治療主在保證病人此病無
害，並鼓勵病人克服恐懼而多做運動，便可早日康復，至於藥物
治療效果則有限。近年來使用耳石復位術，此種方法乃是藉著頭
位轉動，使浮動在後半規管內的耳石沈澱粒子，順著轉動方向漂
流回到橢圓囊內，做一次的成功率約為80-90%。

梅尼爾氏病是造成陣發性旋轉性眩暈的常見原因之一，具有
三大特徵：

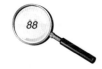

1.單側感音性聽障，主要是低頻區障礙。

2.耳鳴，在眩暈發作前或發作中會增大強度和耳塞感。

3.眩暈發作時間持續數分鐘至數小時，發作間隔不固定，併有噁心、嘔吐。

治療梅尼爾氏病患必須給予病人強烈的保證，使他們瞭解到眩暈的發作是會自動停止的，並且給予病人充分的瞭解與信心。

前庭神經炎常發生在年輕和中年人，可能是病毒感染造成，在急性發作時會有眩暈，伴隨噁心及嘔吐，但是沒有伴隨聽力受損或其他神經症狀，一般持續約二十四至七十二小時，然後逐漸恢復。藥物治療方面可給予大約三週的前庭抑制藥物，六個月內會緩解回復，不過少數病人可能復發。

日常生活中，許多人都曾經在耳邊聽到一些「嗡嗡」或「隆隆」的聲音，也就是所謂的耳鳴，即沒有外界聲音刺激，但卻感覺聲音存在。耳鳴可以發生在任何年齡，但常因年齡上升而逐漸增加。正常情況下，位於內耳的耳蝸神經上的耳聽毛受器，接受外來的聲波，經由鼓膜及中耳聽小骨的傳導造成刺激；當這些受器被一些毒素、噪音或其他因子干擾時就容易產生耳鳴。

傳統上將耳鳴分為主觀型，只有病人聽得見；及客觀型，指檢查者和病人都聽得見。在老年人主觀型耳鳴較為常見，是屬於聲調較高、慢性、不可逆、原發性，且常伴隨聽力喪失；相反的，客觀性耳鳴較少見，聲調通常較低，大多數都能找出原因，且不常會伴隨聽力喪失，反而是和頭部的一些血管或肌肉骨骼的問題，或是肌肉痙攣有關係。

耳鳴最常見的原因有兩個：(1)噪音引起耳蝸神經上的耳聽毛受器受損。(2)聽力器官隨著年齡退化。目前耳鳴的治療方法五花

八門；從外科、內科療法，遮蔽法，電刺激，助聽器，生物迴饋法，催眠術，精神療法到耳蝸植入法都有人嘗試過。如何使病人瞭解其症狀而學習去接納，並勸告病人，使他恢復信心，才是治療的重心。

人工電子耳又稱人工耳蝸，是耳鼻喉科近二十年來的新興科技。正常人的聽力有賴健全的內耳毛細胞，內耳毛細胞的功能在將聲音的震動轉換成電能，以便將此訊息傳到腦中。先天性聽障的幼童，大多數的毛細胞均死亡或不存在。然而多數患者的螺旋神經節細胞（即構成聽神經之神經元）還有不同程度的保存。人工電子耳之基本原理就是跳過內耳毛細胞，直接利用植入耳蝸的電極來給予螺旋神經節細胞電刺激，如此可以使聲音訊號傳至大腦皮質，讓植入者有聽到聲音的感覺。這點與傳統的助聽器完全不同，因為助聽器放大聲音後還是要刺激剩餘的毛細胞，將訊號傳入中樞。

鼻炎可以分為過敏性跟非過敏性兩類。過敏性又分為間歇性及持續性兩種，非過敏性鼻炎分為感染性及非感染性鼻炎。前者最常見的就是病毒感染，也就是感冒，而後發生細菌感染。

過敏性鼻炎是以IgE為媒介的過敏反應，當患者接觸到過敏原後，體內的免疫系統會產生對抗該過敏原的特異性IgE抗體，此抗體附著在鼻部黏膜的嗜鹼性白血球及肥胖細胞（mast cell）。當再次接觸到過敏原時，過敏原就與IgE抗體結合，形成抗原抗體複合物，刺激肥胖細胞，釋放出介質，包括組織胺及發炎性介質。這些釋放出來的介質，作用在鼻黏膜血管，會使血管擴張及血管通透性增加，而產生鼻塞的症狀；作用在鼻黏膜的分泌腺體，會導致流鼻水；作用在神經末稍，則出現鼻癢和打噴嚏。

過敏性鼻炎的發生，除了患者本身的體質，還得接觸到過敏

原才會誘發症狀。疾病的嚴重程度與持續時間跟環境中過敏原的濃度有正相關，所以治療過敏性鼻炎的第一步就是預防，也就是避免接觸到過敏原，不過往往實際執行上有困難，要完全避免只是個理想。在台灣，最常見的過敏原是塵蟎，要避免接觸有幾種方法：

1. 在臥室內不要鋪地毯或是放有毛的柔軟玩具、書報雜誌。
2. 使用抗過敏的被套、床罩、枕頭套。
3. 每週用吸塵器清理房間內的各式家具。
4. 穿進房間的或放置在房間內的衣服，用攝氏六十度的熱水清洗。

　　要是對動物的毛屑過敏，當然以不要養寵物為先；若是不得已一定要養，則要常清洗動物，也盡可能不要讓牠進到寢室。至於引起季節性過敏的花粉症，因為花粉季節一到，處處皆是，很難避免，需藥物治療。

　　血管運動性鼻炎占慢性鼻炎之一大部分，其致病機轉雖多有論述，但仍無一致性結論，因此在無法直接從致病因著手治療的情況下，症狀的緩解及衛教非常重要。血管運動性鼻炎症狀很像過敏性鼻炎，但其原因與鼻黏膜的過度敏感（自律神經反射）有關，與過敏性鼻炎唯一不同的就是沒有特殊過敏原的過敏反應，而凡是外來的物理性刺激（如溫度或濕度變化，氣味或強光的刺激等）、精神因素（壓力、焦慮、疲勞等）、內分泌障礙（甲狀腺機能減低、性荷爾蒙障礙等）等，均與症狀的發作有關。對於可找出特殊病因的血管運動性鼻炎，針對其病因加以治療往往能治癒；而對於未能找出病因的血管運動性鼻炎，若能妥善活用局部治療、藥物治療、及手術治療之原則，亦可大幅改善病人症狀。

患者應多做運動，可以增進鼻腔暢通，並能減輕鼻黏膜對物理性刺激的敏感性。

副鼻竇疾病最常見的有因過敏性鼻炎，鼻部解剖構造變異狹窄，或其他原因，引起反覆性急性鼻竇炎或慢性鼻竇炎。由於額竇與上頜竇疾病較易引起明顯臨床症狀，如頭痛、患部脹痛、壓痛及膿樣鼻涕等，X光片上的變化亦較明顯，故較易診斷。傳統的手術原則為清除患部黏膜，或填塞鼻竇來幫助引流或使其失去作用。新理論認為，大多數的鼻竇疾病源自鼻部感染，並與黏膜纖毛清除作用被阻斷，以及換氣通道與粘液通道狹窄，使鼻涕受阻滯回流有關。最易發生的部位屬前篩竇及中鼻甲附近之中鼻道。阻塞造成分泌物的回流阻滯，先是口道組的前篩竇，之後蔓延至額竇及上頜竇，成為病毒及細菌感染的溫床。

聲帶息肉是喉部良性病變中最常見到的。臨床症狀多以聲音變化來表現，從輕微的嘎聲到完全失聲都有可能，視病變的程度、位置而定。病人有時覺得喉頭有異物、窒息感、痛感，或習慣性地清理喉頭，有時並沒有症狀，只在做耳鼻喉科檢查時意外發現。女性患者較多，約為男性的兩倍，好發年齡於四十到五十歲之間。基本原因是聲音誤用及濫用，或錯誤的發聲方式，所以好發於生活上需經常使用聲音的人，如歌手、教師，或常哭鬧的小孩，及被小孩吵得不耐煩的母親。

不少耳鼻喉科醫師在病人第一次求診時，往往就打算外科切除，然而這並非最好的治療方式，因許多早期的聲帶結節僅需給予忠告與建議即會自行痊癒。尤其是對小孩子，更應少考慮開刀，一方面因為誘因（如嘶喊等）及心理因素不易去除，無法避免再發；另一方面大部分的小孩聲帶結節到了青春期會自行消退。對那些聲音品質在工作生活上影響不大的成年人，於門診給

予建議和指導就已足夠。病人應儘可能輕聲說話，避免不必要的刺激物，如吸菸等。某些職業上需要使用高品質聲音的病人，就可做音聲復健訓練；病人本身也要有強烈的動機。若經過三個月保守治療，聲帶病變仍未改進，且病人對自己的聲音亦不滿意，就要考慮手術，並在術後音聲復健。

　　鼻咽癌與肝癌皆算是台灣的國病。常見於中國南部沿海省份（如福建、廣東、廣西以及台灣）、東南亞地區（新加坡、馬來西亞、菲律賓的華人）；即使移民至美國加州的華人，仍比當地的白種人有較高的發生率。根據一九九七年的衛生署統計，共有一千兩百七十名鼻咽癌新病人，其發生年齡層最高峰在四十到四十四歲間，男女比例約為2.7：1。此時正值人生壯年時期，多是家庭的支柱，一旦罹病，對社會、經濟與家庭，影響甚深。

　　鼻咽癌的危險因子經研究結果分為三項：遺傳因子、環境因素及EB病毒感染。根據統計，鼻咽癌的每年發生率，男性每十萬人在台灣是7.7人、美國0.63人、日本0.27人；即使移居美國第二代華人也比當地白人發生率高七倍。鼻咽癌患者中，一等親罹患的危險性是一般人的19.2倍，可見遺傳占相當重要的角色。過去研究發現，從小就食用含亞硝酸鹽的鹹魚或醃漬食品比較容易罹患鼻咽癌，因為肝臟的cytochrome p450可將nitrosamine 清除，若此酵素系統變異，則無法清除nitrosamine之致癌性；特別是其中的CYP2E1製造的基因在東方人較易出現變異；而CYP2E1有變異的非抽煙者，其罹患鼻咽癌的機會為無變異者的9.3倍。所以環境的因子與基因，共同為鼻咽癌的危險因子。除外，EB病毒感染也很重要，過去有太多的研究證實EB病毒與鼻咽癌有極大的相關，臨床上大部分鼻咽癌患者的EB病毒抗體效價比正常人來得高，可見EB病毒感染與鼻咽癌的發生，確實高度相關。

　　鼻咽癌常見的症狀包括頸部腫塊、痰或鼻涕有血絲、鼻塞、膿鼻涕、耳塞、耳鳴、中耳積液、頭痛（多為單側性）及顱神經症狀（最常見侵犯第五、第六顱神經）。治療方面，第一、二期的患者治療上以放射治療為主；晚期患者（第三、四期）則加上化學治療。目前台灣治療的成果相當優異，未來治療的方向，是降低放射治療所引起的副作用，以及讓有遠端轉移或晚期患者提高存活率。

　　喉癌發生率僅次於口腔癌及鼻咽癌，居第三位。男性占大多數，男女比例約14：1，原因與喉癌的主要的危險因子——吸菸相關；而男性抽菸比女性多。由於喉部具有發聲、呼吸以及保護氣道的功能，治療上也希望儘可能保有這些功能。早期患者放射線治療效果良好，治療後喉部功能仍能保持不錯，晚期患者則依範圍大小，可以施行程度不一的手術。當然切除的範圍越大，原有的功能就越不易保存。

　　人體的唾液腺包括腮腺、下頷腺、舌下腺與其他分布於口腔、鼻、咽、喉的小唾液腺。起源於唾液腺的腫瘤大部分為良性，尤以生長在腮腺最常見。有一小部分是惡性的腫瘤，也多出現在腮腺，治療上仍以手術治療為主，有時需合併同側的頸部淋巴結切除。對於病理高惡性度的病患，則需加上術後放射治療，同樣，預後也與腫瘤細胞的惡性度有關。

　　總之，耳鼻喉科學與人的生活密切相關，耳鼻喉科疾病也相當常見，即便不專攻耳鼻喉科，也應有基本知識。

WHAT IS MEDICINE?

4 臨床醫學（二）

4.1　皮膚科學

　　皮膚是人體直接接觸外面的組織，容易受到環境的影響，但體內的疾病也會反映在皮膚上面。根據英國的統計，最常見的九種皮膚疾病為皮膚癌、青春痘、異位性濕疹、乾癬、病毒性疣子、感染性皮膚疾病、良性腫瘤和血管病變、腳潰瘍、接觸性皮膚炎和其他濕疹等。在美國有一半的病人，會因為青春痘、疣和皮膚腫瘤看皮膚科。

　　皮膚重約四公斤，面積約為兩平方公尺，它作為保護身體不受外物侵犯的屏障，也防止體內水分的散失。皮膚是由表皮層和真皮層構成，表皮層有角質細胞，真皮層有血管、神經、肌肉、纖維和基質。

　　皮膚角化的疾病，像是尋常鱗癬，為自體顯性遺傳疾病，此外有性聯遺傳隱性鱗癬，後天的鱗癬等，油膏有點幫助，但對後天產生的鱗癬，要找出原因，例如何杰金氏病，

　　乾癬是慢性皮膚發炎，有紅色界限清楚的斑塊，上覆以銀屑，產生的原因不明，有遺傳傾向，但環境也是誘發因子。對於它的治療，紫外光照射、維他命D、類固醇等都有人使用，一半的病人會自己緩解。

　　玫瑰糠疹也會有紅斑和落屑，原因不明，可能與病毒感染有關，但不會傳染，通常一生只發作一次，一半的人會癢，可使用中等強度的腎上腺皮質類固醇藥膏治療。

　　濕疹是很常見的疾病，與接觸到外界的過敏原或刺激物，再加上內在的因素有關。癢是很重要的症狀，紅的界限不清楚是其

特點，初期有水泡，後來則落屑多，腎上腺皮質類固醇是主要的治療方法。

　　蕁麻疹是因接觸到過敏原，導致肥胖細胞釋放出組織胺，使微血管通透性增加，液體滲出到血管外面，而出現紅色鼓起之條紋，通常在二十四小時內消退。最重要的治療方法是找出原因，並消除它，可以使用高劑量的抗組織胺來治療，此外要注意呼吸道的順暢。

　　至於血管炎是指血管壁發炎，內皮細胞腫脹、壞死，而出現疼痛和摸得到的紫斑，與免疫反應有關。治療的方法是找出原因並消除之，抗組織胺有點幫忙。若內臟也出現血管炎，例如腎臟，則要口服或注射類固醇治療。

　　皮膚的疾病有時會以水泡的方式表現，例如天疱瘡，它是嚴重而且可能致命的疾病，與自體免疫有關，要使用高劑量腎上腺皮質類固醇來治療。

　　紅斑性狼瘡是一種結締組織的疾病，以女性為主，其表現主要是在鼻子及兩頰出現蝴蝶樣的紅斑。而全身性紅斑性狼瘡則包括發燒、關節炎、腎炎、多血管炎、肋膜炎、心包膜炎、心肌炎，和影響中樞神經系統等。它是一種自體免疫性疾病，可能需要使用高劑量的腎上腺皮質類固醇，以及免疫抑制劑。

　　青春痘是年輕人很常見的疾病，與皮膚的皮脂腺有密切的關係。雄性素會刺激皮脂的分泌，若出口阻塞，細菌感染，會引起發炎，而產生青春痘。局部用肥皂水清洗和維他命A治療，可以使角化正常。此外塗敷抗生素藥膏，口服抗生素，和使用抗雄性素治療，就會改善。

　　禿頭是很令人困擾的問題，包括圓型禿、雄性禿和全部禿。圓型禿與免疫異常有關，會再長出來，應盡量避免使用口服類固

醇。雄性禿若用抗雄性素的藥物finasteride或minoxidil治療，停藥後幾個月又會再出現症狀。完全禿的原因很多，例如藥物、內分泌功能低下、營養不良等，通常是暫時性的。

細菌感染是很重要的皮膚疾病，例如膿疱，丹毒、蜂窩組織炎、梅毒、痲瘋等，各有其特殊的變化，可選擇特定的藥物來治療。在病毒方面，疣子是很常見的，它和人類乳突病毒感染有關，會自己消退，也可以採用冷凍療法。水痘則與疱疹病毒有關，會出現紅斑，然後變成水泡，再化膿、結痂、掉皮，一般不需積極治療。帶狀疱疹是由疱疹病毒所致，老年人較容易發生，宜及早用famciclovir和valaciclovir做全身性治療。單純疱疹常發生於嘴唇、臉和生殖器，可用aciclovir治療。

在黴菌感染方面，癬是很常見的，包括甲癬、皮膚癬等。香港腳是一種足癬，大部分採用局部抗黴菌藥物治療，對甲癬或廣泛的皮膚癬可口服抗黴菌藥，但宜注意肝功能之變化。

蟲咬傷也是常見的，疥瘡是由疥蟎感染所致，症狀常發生在手指與手指之間，必須用殺疥蟎劑治療，由於它會傳染，因此家屬也需要治療。

皮膚受到陽光的曝曬，過度時可能產生灼傷，與紫外光有關，輕微時發紅，嚴重時起水疱、脫皮。最重要的方法是預防，避免過度曝曬和擦防紫外光的油膏，治療的方法則以症狀治療為主。

在皮膚色素異常方面，白斑是常見的，有的與自體免疫有關，治療的效果並不理想。

皮膚也容易發生腫瘤，陽光曝曬與腫瘤的發生有關，它可以是良性的，也可能是惡性的，必須注意做鑑別診斷，必要時切片。

全身性的疾病也可能產生皮膚變化，如腋下的黑色棘皮病與肥胖、糖尿病有關；眼皮內側的黃斑與高血脂有關；神經纖維瘤與遺傳有關。

此外藥物也可能出現皮膚的變化，如使用腎上腺皮質素引起庫欣氏症的紅色條紋變化、長青春痘，及藥物過敏產生的蕁麻疹。更嚴重的藥物過敏Steven-Johnson Syndrome，有嚴重的水疱。

總之，皮膚科學是研究及診治皮膚變化的學問，但全身性的疾病也會出現皮膚變化，是特別要注意的。

4.2 神經科學

神經科學是研究及治療中樞神經系統及周邊神經系統疾病的學問。根據其性質，又可大分為退化性疾病、發炎性疾病、後天和遺傳性新陳代謝疾病、中樞神經系統的血管疾病和發作性的神經疾病等。

在退化性神經疾病中，阿茲海默氏症是引起癡呆的重要原因，它的發生是由於腦內出現神經纖維糾結和老人斑塊，導致記憶力障礙，然後漸漸的認知也有問題。在做影像醫學檢查時，會發現大腦萎縮，特別是顳葉內側。其他像多發性血管阻塞、腦出血等，也可以出現癡呆的症狀。

目前治療阿茲海默氏症，主要是使用膽鹼神經作用類似物，或抗膽鹼酶，來抑制乙醯膽鹼這種神經傳導物質的分解，加強神經傳導功能，不過它的副作用為噁心、嘔吐、腹瀉等。

巴金森氏病亦是很重要的退化性疾病，主要發生於中年以後

的人。它是基底核病變導致動作失常和認知障礙，病人會有休息時手抖、走路往前傾且愈來愈快的現象，主要的治療藥物是多巴胺作用類似物。

頸椎隨著年齡退化是很常見的，少數人會因此壓迫神經，造成頸部、肩膀、手臂疼痛，在轉頭時更不舒服，並出現手會發麻或有笨拙感。而在下頸部的神經壓迫，還可以出現走路時容易累，晚上腳痙攣等。在治療方面利用復健拉脖子、戴護頸，可以改善症狀，不行時可以動手術。

在發炎性疾病中，多發性硬化症是很重要的疾病，它好發在年輕族群，由於神經鞘或神經原喪失，會出現僵直，特別是腳和括約肌功能失常，例如尿失禁、或尿瀦留。此外休息時發抖，以及作有目的的運動時，更會使頭和軀幹發抖。多發性硬化症不易治療，且會復發，並且會出現愈來愈惡化現象。英國很有名的大提琴演奏家賈桂琳·杜普雷就是得到這個疾病。

在周邊神經的發炎疾病中，Guillain-Barré症通常在上呼吸道感染十天後，出現腰痛的症狀，然後從下肢開始無力，但仍有感覺，隨後兩側顏面無力，四分之一的患者會出現呼吸肌肉麻痺，腦脊髓液之蛋白質上升，但細胞數正常。使用類固醇治療的方式是有效的，但仍有四分之一的人會留下後遺症。

而重症肌無力也是常見的發炎疾病，主要是血中出現乙醯膽鹼受器抗體，而阻礙了神經對肌肉運動的控制。病人可能有胸腺瘤，在去除胸腺瘤後得到改善。一般要服用類固醇及抗膽鹼酶的藥物，來提升乙醯膽鹼的濃度。

至於神經系統的感染，包括一些細菌、黴菌、病毒、結核病引起的腦膜炎，以及病毒引起的腦炎等等，在鑑別診斷上宜作正確的區分。腦炎比較會引起意識障礙，而腦膜炎則會出現頸部僵

硬、頭痛的症狀。

在後天和遺傳性的新陳代謝疾病中，糖尿病周邊神經病變是很重要的，它是一種小血管病變，與血糖控制良好與否有密切的關係，其症狀會出現下肢感覺遲鈍的現象；至於自主神經的病變則會有吃飯後出汗、直立性低血壓、反覆腹瀉和陰莖勃起障礙等症狀。

在中樞神經系統的血管疾病中，中風是最需要注意的，血壓的控制、血脂的減少，使用抗血小板藥物，都是預防中風很重要的方法。如果是心房纖維顫動的病人，為預防心臟血栓的產生，導致腦中風，必須要考慮抗凝劑的使用。此外急性腦中風的病人在發作後數小時內（通常是六小時），可以使用血栓溶解劑，以防止血栓的進展和復發，可以使患者的病情不至於繼續惡化，減緩病症。

癲癇的歷史已十分悠久，也因此過去的治療方法千奇百怪，包括拔智齒、不要手淫。當時認為性是癲癇發生的原因，因此還建議用溴來治療，目的是減少性欲。一九一二年一個疲倦的年輕醫師Hauptman，用鎮定催眠藥來鎮定他照顧的癲癇病人，發現有不錯的效果。一九三六年發現phenytoin可以治療癲癇之後，便不斷的有新藥出來。雖然早在一八八六年，Victor Horsley就已用手術來治療病人，一九八〇年代初期起，醫師才常會利用手術來治療癲癇。

治療癲癇的目的是為了防止因癲癇而發生意外，此外，也是為了防止因持續性癲癇而死亡的情況出現。大約有80%的人，在治療後可以得到長期的緩解。不過癲癇有許多不同的型式，選擇的藥物也有所不同。

最後要談到的是頭痛的問題。頭痛的原因有很多種，例如緊

張性頭痛、偏頭痛，或是感染、頭部受傷等造成的頭痛。偏頭痛比較有特點，例如單側，一跳一跳的抽痛，且活動時痛的感覺會加強，中等到嚴重強度的疼痛，而且可能噁心、嘔吐、怕光和不喜歡聽到吵雜聲等。治療頭痛，也因原因的不同，而做不同的選擇。

總之，神經學與精神醫學是不同的兩門科學，不能混為一談，不過神經的異常，倒是可以出現精神上的症狀，這是要特別注意的地方。

4.3 精神科學

精神科學探討及治療的疾病，從情緒上的異常，如焦慮，一直到嚴重的精神分裂症等。人的情緒或條件反射等心理狀況，會導致生理的異常。

焦慮是一種不愉快的情緒狀態，最後導致疲倦或甚至耗弱的感覺，這時病人會覺得自己無法控制煩惱。目前有很多抗焦慮的藥物，可以用來解除焦慮的症狀，但在停藥後，很容易復發；至於放鬆治療雖然常用，但效果並沒有得到確定證實。

焦慮與憂鬱有密切的關係，四分之三的憂鬱病人會感覺焦慮、煩惱或害怕，而焦慮的病人也可能憂鬱，若焦慮持續則會繼發憂鬱。

恐慌的原因並不清楚，病人會在很短的時間內突然心悸、流汗、發抖、噁心、頭暈、有一種快死的感覺。行為治療的效果有效，可以讓病人處在這種狀態（暴露治療），讓病人知道其實不會發生危險，不舒服很快就過去，自然就比較不會發生恐慌。抗

憂鬱藥或抗焦慮藥都有效，但停藥後容易再發。

強迫性官能症是指患者會重複出現相同的影像、想法或動作，它常在十五歲左右出現，其次是在二十多歲，有遺傳傾向。行為治療可以減少症狀的發生，抗憂鬱藥有的有治療效果。

躁症病人情緒高亢，甚至呈現高度的創造力，心情則有愉快的感覺，而且不大需要睡覺，說話時容易打斷別人的話語。至於憂鬱症病人則是情緒低落、對任何事情喪失興趣、體重減輕、失眠、失去活力、無法集中注意力、性欲減退，並會一直想到死亡；而躁鬱症病人則是躁症和憂鬱症反覆出現。鋰鹽是治療躁症的選擇藥物，在使用十至十四天時，會出現明顯的效果。而抗憂鬱藥則有很多種選擇，新一代抗憂鬱的藥物可以減少副作用的發生，其效果通常在十四至二十一天才出現。若藥物無效，可以做電痙攣治療。

精神分裂症的特點為出現幻覺，有的人則有被害妄想，講話語無倫次，出現奇怪的行為等，因此無法與人相處或工作，疾病好發年紀通常在十多歲到二十多歲。以年輕時提出賽局理論而得到諾貝爾獎的納許，就是罹患了精神分裂症，他認為美國中央情報局委託他解碼，來破解敵人的機密，因此在房間內貼滿了剪報，後來年紀大了病情轉好，瑞典才頒給他諾貝爾獎。

精神分裂症患者的影像檢查顯示側腦室變大，在大腦皮質的某些特定部位（如海馬迴、顳葉）有些異常。生化學檢查則發現神經傳導物質——多巴胺，扮演了一個重要的角色。

在治療方面，在急性期，由於病人不認為自己有病，因此需要家人照顧或住院，並用精神安定藥，例如phenothiazine或其他藥物來治療。新開發的藥物主要是減少副作用的產生，讓病人比較能適應藥物的服用，為避免症狀反覆再發，可能需終身服藥。

　　飲食行為方面的精神異常，例如神經性厭食症，病人會無止境的用各種方法去減重，包括食物控制和過量運動，通常出現在十至三十歲中間年紀的人，患者通常會由於過度的減重，導致營養不良，月經減少或停經，有10%至22%的病人會因而死亡。在治療方面，要處理脫水和電解質的失衡，並經由精神治療，讓病人攝取食物來恢復體重；快速的靜脈補充營養容易發生危險，可能出現鬱血性心臟衰竭。

　　神經性過食症與厭食症相反，病人會陣發性的短時間內大量吃東西，直到噁心或腹痛才終止。發生前病人可能心情憂鬱、孤單、焦慮，大吃東西後比較可以緩和下來，然後病人可能自己誘導嘔吐，這種大吃的行為，病人常不想讓人知道。

　　神經性過食症通常發生於年輕人，原因不明。在治療上，若有情緒疾患，可考慮抗憂鬱藥治療，此外要治療因過食而出現的併發症。

　　在適應障礙方面，指的是心情上出現焦慮或憂鬱，而在工作和與他人相處上出現問題。一般處理的原則是以精神治療來減輕症狀，並協助病人適應環境；至於藥物的使用，如抗憂鬱或抗焦慮藥，則扮演協助的角色。

　　人格障礙是常見的精神疾病，通常病人會抱怨很多，但又不合作，拒絕治療，病人對尊重和瞭解別人的能力減少。一般以精神治療為主。

　　精神疾病的處理，在文藝復興時代，被認為是妖魔附身，因此患者會遭受像女巫一樣的懲罰，甚至被燒死。十七至十八世紀時，患者還會被鐵鍊鍊起來。直到法國大革命時，英國的William Tuke（1732-1832）和法國的Phillipe Pinel（1745-1826），才主張用人道的方法治療。隨後佛洛伊德（Freud, 1856-1939）建立精神

分析，對文學、藝術和教育的影響深遠。後來對神經傳導物質在精神疾病治療時變化的瞭解，導致精神疾病藥物的進展。雖然在治療上已經有了重大的改觀，但仍有很大的努力空間。

4.4　骨科學

骨科是外科的一個分支，處理骨頭和關節的疾病、變形，以及肌肉骨骼系統的損傷。至於骨科這個字，起源於一七四一年法國醫生Nicolas Andry發表一本叫做《*Orthopaedia*：矯正和預防小孩子畸型的藝術》的書。Andry在書中畫了一棵彎曲的樹，與直立的一根木棒，用繩子纏繞住（圖三十三），這幅畫便成為骨科醫學會的象徵。而骨科"Orthopaedics"的字根，希臘字"Orthos pais"，意即「直立的小孩」，不過現在骨科學已不只矯正小孩的異常而已。

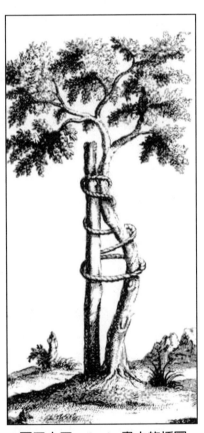

圖三十三　Andry書中的插圖

早期的骨科並不被承認為正統的醫學。在英國「一八五八年的醫師法」，就將骨科排除在外。今天的骨科有顯著的進步，特別是材料的進步，因此有人工關節的大量使用，骨釘、骨泥、鋼板的使用，可以使人早日恢復正常的行動。

骨科學的涵蓋範圍如下：

1. 新生兒先天異常的矯正；有些異常愈早處理愈好。
2. 小孩子骨骼畸型的矯正；由於小孩的畸型有很多很特別，處理上也困難，因此成為特別的專科，至於連體嬰分割也是畸型的一種矯正。
3. 創傷；各種創傷；特別是車禍的處理，在現代社會，成為骨科很重要的工作之一。
4. 運動醫學；運動傷害的處理也是骨科的重要工作之一，特別是運動員的表現，常成為大眾關注的焦點，因此運動醫學就成為熱門的項目。
5. 退化性關節疾病；關節退化常是不可逆的，而且到了一定的程度，就無法使用，因此人工關節置換，特別是髖關節和膝關節的替換是很重要的，因為這樣可以讓病人免去持續的疼痛，讓行動得以恢復。
6. 老年人的骨折；年紀愈大，骨質愈疏鬆，加上視力、聽力變差，行動不靈活，就容易骨折。大腿骨骨折，特別容易發生在獨居老人身上，常是導致死亡的原因。

骨科的專業也如同其他醫學一樣，必須與其他科的同事合作，下列是幾個重要的領域：

1. 風濕科醫師。風濕科醫師與骨科醫師處理的都是骨骼肌肉

的問題，因此骨科的醫師也應具風濕科醫師的知識，反之亦然。有些國家，骨科醫師也兼作風濕科醫師。

2.整型外科醫師。處理外傷時，常常遇到皮膚損傷範圍極大的問題，因此密切與整型外科醫師合作是十分必要的。如果最初的傷口處理不好，後續整型外科醫師在處理上會更困難。

3.神經科醫師。骨科面臨到的問題，例如手部反覆的扭傷或無力，可能是脊椎腫瘤、肌肉萎縮，或多發性硬化症所致。當經驗上顯示病人的症狀，可能不是單純的骨科問題時，要能迅速的照會神經科醫師。

4.一般外科及胸腔科醫師，在處理外傷時，必須具備豐富的處理胸腔和腹腔受傷的知識。許多病人因手腳受傷來看骨科醫師，但這時也須評估胸部和腹部有否受傷，以及受傷的程度。

5.社區醫療。例如骨科醫師遇到老年女性髖骨骨折時，不能在處理好骨折後，就讓她自行回去，這時骨科醫師必須與病人當地的家庭醫師和社區護士聯絡。骨科醫師對殘障的小孩子，也必須瞭解如何為他安排特殊的教育設施，以及復健。

6.復健科醫師。由於骨科在骨頭問題的處理上，常牽涉到復健的問題，因此骨科與復健科的合作，可說是最為密切的。例如長期的石膏固定，造成關節活動不靈活，需要復健科的幫忙，而許多肌肉疼痛的問題，除使用藥物外，可能也需復健科幫忙處理。

現代的骨科學，除了使用傳統的鎚子、鑿子，在人工關節的

置換上，也必須瞭解力學和材料科學，而在修復斷指時，也需要在顯微鏡下縫合神經和血管，因此技術是十分廣博的。

4.5　病理學

病理學的英文Pathology，來自希臘的兩個字，pathos意即疾病，logos意即科學，也就是研究疾病的科學。它可分為解剖病理學和臨床病理學。解剖病理學是從活的病人或死人的屍體解剖取得組織、切片，並在顯微鏡下觀察組織的變化，從而診斷疾病。至於臨床病理學，則是包括利用血液檢體，測定其中各種變化與細菌培養，以瞭解病人是否遭受感染；血液檢查以診斷血液疾病；免疫檢查以瞭解是否有自體免疫疾病或對某些細菌產生的抗體，以及器官移植前的組織配對；另外也包括血庫等。因此它又被稱為檢驗醫學，或實驗診斷學。本篇主要在介紹解剖病理學，檢驗醫學將於第六章第三節介紹。

在瞭解病理學時，必須先知道疾病的致病機轉，然後再瞭解其所造成的器官變化，和顯微鏡下產生的組織細胞變化，從而由其外觀和顯微鏡下的觀察，診斷出疾病來。

在神經系統方面，特別要提到的是腦炎，此病主要是病毒所引起的。可以看到淋巴球浸潤在血管周圍，而在被感染的細胞核或細胞質內可以看到病毒的包含體。腦膿瘤則是細菌或黴菌感染所致，可以看到一個空腔，充滿了化膿細胞，旁邊的被膜則是神經膠質細胞（glial cells）和纖維細胞。

多發性硬化症是一種重要的去髓鞘的自體免疫疾病，主要影響腦部、視神經、脊髓的白質，形成典型的斑塊，造成感覺和運

動的異常。至於大家熟知的阿茲海默氏症，是一種失智症，腦子
會呈現萎縮的現象，大腦皮質有類似澱粉堆積而成的老人斑塊，
神經纖維糾結。而巴金森氏病則是黑質製造多巴胺的神經原減
少，因此顯微鏡下看起來喪失掉含黑色素的神經原，外觀看起來
也比較蒼白。

　　另外腦部有很多種組織，可以發生腫瘤，神經膠質細胞的腫
瘤是最常見的，占腫瘤患者四分之三。著名的美國作曲家蓋西文
（George Gershwin），他就是在三十八歲死於腦瘤。蓋西文最初的
症狀是頭痛，有時還被醫師認為是神經質的關係，隨後他便出現
嗅幻覺，認為有人要燒橡皮嗆死他。最後他是在指揮時暈倒，被
送到醫院後，醫師才診斷出是腦瘤，而且已經無法開刀（多型性
惡性膠質瘤，glioblastoma multiforme）。

　　在呼吸系統方面，肺癌是很值得注意的疾病，可以分成鱗狀
細胞癌、腺癌、大細胞未分化癌，及小細胞癌等。由於小細胞癌
的治療方法不同，預後也較差，因此在實用上，把其他肺癌歸類
為非小細胞肺癌。肺癌具高度侵犯性，容易轉移到肝臟、腦及其
他地方。不過其他地方的癌症，也因漂浮在血中的癌細胞容易落
腳在肺，而造成肺轉移。

　　在心臟血管系統方面，特別要提的是冠狀動脈心臟病，患者
冠狀動脈由於顯著的纖維斑塊和粥狀瘤而變得狹窄。若突然阻
塞，會產生心肌梗塞，這時可以先看到細胞死亡，然後因發炎出
現白血球，接下去是巨噬細胞出來清除壞死的肌肉細胞，最後心
肌被纖維組織取代。

　　在乳房方面，乳癌是最重要的疾病，以浸潤性乳管癌為主，
旁邊有豐富的結締組織，因此會使皮膚皺摺，乳頭凹陷。乳癌容
易出現在乳房的外上四分之一，因此容易轉移至腋下淋巴腺，再

從淋巴腺進入血液中，而轉移到肺、肝、骨頭、腦和腎上腺。

在肝臟方面，肝炎、肝硬化和肝癌是三類主要的疾病。急性肝炎可以恢復，或進展成慢性肝炎，如B型肝炎和C型肝炎。慢性肝炎再進展成肝硬化，這時肝臟呈現結節化，有緻密的結締組織分隔。由於纖維化，使得血液不易回流到肝臟，會出現腹水、肝臟腫大和食道靜脈瘤。此外B型肝炎的人，容易在三十到五十歲時出現肝癌。

在腸胃道方面，消化性潰瘍是常見的，大多數的病人會在胃或十二指腸出現幽門桿菌感染，不過可以因消除這些細菌而使疾病好轉。胃癌也是重要腸胃道疾病，它比較會轉移到局部淋巴腺和肝臟；此外大腸癌也是很常見的疾病，主要分布於直腸和乙狀迴腸；右邊的大腸癌患者會因出血而產生貧血症狀，而左邊的大腸癌患者則常會有便秘症狀。

在胰臟方面，胰臟癌是一個比較不容易早期發現的腫瘤，常在診斷時發現已有局部淋巴腺或遠處轉移，大部分病人在診斷後一年內死亡。

在泌尿系統方面，多囊性腎臟疾病是值得一提的，因為它是自體顯性遺傳，罹患率大約千分之一。此外急性腎臟發炎是感染以後造成的免疫性腎臟病變，它通常會產生蛋白尿和血尿，因此患者會有水腫的現象，有些則會進展成為慢性腎臟炎。而糖尿病則是造成腎病變，進而造成腎功能衰竭的重要原因。

在內分泌系統方面，腦垂腺的腫瘤可以分泌過量的荷爾蒙而產生疾病。利用顯微鏡檢查，加上免疫組織化學反應，可以知道分泌哪一種荷爾蒙，如造成巨人症或肢端肥大症的生長素分泌性腫瘤；而在甲狀腺方面，甲狀腺癌是常見的疾病。不過手術前的細胞學檢查常可診斷疾病，病理檢查則是進一步確定診斷。在腎

上腺方面，腺瘤可能會因爲分泌腎上腺皮質素，導致中心性肥胖、圓臉、長青春痘，也可能因爲分泌皮質醛酮，導致高血壓、低血鉀而肌肉無力。當然也可能是腎上腺髓質的腫瘤，產生高血壓。

　　總之，病理學是一門由外觀及顯微鏡下觀察細胞和組織的變化，來診斷疾病的學問。現在由於科技的進步，已可做免疫組織化學染色、電子顯微鏡下觀察，以及經由基因檢定來診斷疾病。它是幫助疾病診斷的一個重要方法，因此是從事醫學不可或缺的知識。

4.6　家庭醫學

　　家庭醫學與一般專科不同的是處理病人以家庭爲基礎。一個疾病的發生或復發、病人對疾病的反應、適應疾病和恢復、促進健康和減少風險，與家庭和醫療照顧系統都有密切的關係。家庭醫師在這裏所扮演的角色，與其他科醫師所不同的是，對病人的家庭要有深入的瞭解，因此它有幾個特性：

1. 以家庭爲基礎的醫療照顧要以生理、心理、社會層面來考量。
2. 醫療照顧的主要焦點是病人在家庭的情形。
3. 病人、家庭和醫師在醫療照顧中是夥伴關係。
4. 家庭醫師是治療系統的一部分。也就是說醫師、病人、家族是治療三角形的每一個頂點，彼此互爲影響。

因此家庭醫師治療病人時有下列幾個層次：

1.最低的接觸：瞭解病人的家庭。

2.與病人和家庭溝通，提出問題所在，和大家同意的行動計畫。

3.關心的傾聽，並瞭解病人和其家庭的感覺和關心。讓他們對疾病的感覺和情緒，反應正常化。

4.判斷疾病受到家庭之影響，若還不久，也不複雜，嘗試讓家庭做改變。如果需進一步治療，則予轉介，並讓家人和治療人員瞭解期待的治療效果是什麼。

5.家庭醫療：醫師應有扎實的心理治療訓練，在治療病人時，也能和病人的親人合作。

從家族圖中，醫師可以瞭解遺傳疾病的資訊，也可以瞭解家庭組成分子中情感的關係，彼此的衝突，這在治療疾病時有很大的幫助。由於很多疾病有強烈的遺傳傾向，因此必要時，家庭醫師也必須爲病人及其家族做基因篩檢，儘早發現可能罹患疾病的成員。

此外在小孩的照顧方面，有一個很重要的問題，就是協助受虐兒童問題的解決。從對兒童的受傷處理當中，可以警覺兒童可能是受虐的，並探討出原因，協助解決。

醫師也將面臨到他所照顧的家庭中老人臨終的情況，而作臨終照顧，從而緩解病人的痛苦，並提供精神上的支持。此外家庭醫師在治療疾病時，除了協助病人，也要協助他的家庭，來面對和克服疾病。

此外是預防保健的問題。由於家庭醫師照顧的是成員從小孩到老人，因此介入的範圍不只是醫療，也包含對家族成員提供預防疾病，例如施打疫苗，和正確健康知識的責任。

　　家庭醫師當然不是萬能，他在處理疾病時，有很多時候超出他的能力範圍，因此就有了轉介的情況出現。家庭醫師必須有充分的醫療資訊，幫助病人聯絡，並做最適當的轉介，讓病人接受另一位醫師進一步的處理。

　　病人長期服用藥物時，可能發生藥物濫用的情形，家庭醫師在這一方面，是最有可能得知病人是否濫用的人。經由家族成員的協助，得以瞭解，並幫忙解決病人藥物濫用的情形。

　　總之，家庭醫學就如字面所言，是以家庭為中心的醫療照顧提供者，它涵蓋了生理、心理、病人、家庭、社會，因此是醫療網中，很重要的基層單位。

4.7　復健醫學

　　在疾病發生，像中風，達到一個穩定段落後，可能留下後遺症，例如半身麻痺，或造成身心障礙，如何幫助病人將剩下來的好的部分，與殘留的功能，發揮到極致，讓他能夠回到家庭，回到社會，回到工作，過獨立自主的生活，這就是復健醫學。

　　最早的復健醫學起源於一九一〇年代，美國陸軍軍事基地醫院為了傷患官兵設置重建單位，開始復健工作，為的是解決第一次世界大戰期間與戰後的大量傷兵殘障問題。緊接著在一九四〇年代，第二次世界大戰造成大量傷兵殘障，如何鼓勵這些病患不要臥床太久，如何廣泛地實施殘障的醫療照顧，如何幫助這些殘障病人重新回到社會，回到工作，造成復健醫療的大量需求，也由於這方面的蓬勃發展，帶動了整個復健醫學教育與醫療相關工作。世界各地也在一九六〇至一九七〇年代起紛紛設置復健醫療

機構，並在教育體系中培養復健專科醫師、物理治療師、職能治療師、語言治療師、心理復健師、義肢支架裝具師，和社會工作等專業人員。另一方面復健醫學也隨著科技的進步、人類壽命的延長、慢性疾病的增加、殘障照顧的重視、社會福利的推展，以及經濟的發達，而逐漸受到重視。

復健醫療是團隊工作，團隊的成員雖然學經歷背景各有不同，但其專業與知識必須受到尊重與信任。在病人的醫療過程中，整體與全方位的復健是非常重要的，不只是醫治疾病，如高血壓、心臟病、糖尿病、關節炎等，對於環境適應、心智狀況、體能狀況，以及家庭和經濟問題等，都需作全方位的評估，在醫師的主導下，有病人及家屬參與，以及復健治療師和其他專業人員的合作，才能達成完整的醫療。

以腦中風為例，將近40％的病人會留下明顯的後遺症，如半身癱瘓、語言障礙等，腦中風病人在復健醫療的過程中需要一個團隊人員的合作。醫師對於治療如高血壓、心臟病、糖尿病、關節炎等疾病，需要負責病人整體復健醫療的規劃，護士則協助醫療的照顧，而物理治療師負責加強病人的整體活動能力，如肌力的增強、關節活動度的增加和走路能力等，職能治療師則強調動作與功能訓練，如進食、穿衣、盥洗等日常生活能力。病人如有語言或吞嚥障礙，則需要語言治療師訓練其溝通能力及吞嚥功能，而許多腦中風病人常有肢體障礙或是腦部受損引起的心理障礙，或智能與認知能力失常，需要心理復健師的協助。在防止肢體的變形與姿勢的校正上，也需要義肢支架裝具師的協助。社會工作人員與就業輔導員則對於病人的家庭、生活、工作及經濟狀況等，給予適當的輔導與協助，才能使病人的復健醫療達到最好的程度與最完整的目標。

在復健醫學中，「殘障」是一個非常重要的名詞，它也代表著各種不同的意義。殘障可分為三個層次，一個層次是「失常」（impairment），它的意義是身體器官或精神失去一部分，造成不完整。第二個層次是「失能」（disability），它強調身體與精神失去功能，使活動受到限制。第三個層次則是「殘障」（handicap），它代表障礙，在生活活動上造成不方便，或是無法在社會上扮演一個稱職的角色。廣義而言，殘障可以指身體的殘障，也可指精神上的殘障、社會的殘障和文化的殘障等不同意義。

國內早年對於殘障的分類只限於肢體殘障、視覺殘障、聽覺殘障和智能殘障等主要項目，自一九八五年頒布「殘障福利法」之後，殘障的範圍逐漸擴大，涵蓋重要器官失去功能、平衡機能障礙、聲音機能或語言機能障礙的人、慢性精神病患、多重障礙者、植物人、癡呆症、自閉症、顏面損傷，及持續性癲癇等十六項，都列入殘障手冊的請領範圍，也享有國家訂定的各項補助及福利優惠，受到政府的福利與照顧。

殘障者在高度文明的國家社會裏，有生而平等的基本人權，有就學、就醫、就業、就養的權利，國家有義務提供無障礙的生活環境給殘障者，目前國內在內政部的主導下，公共建築與公共場所必須設置無障礙設施，如斜坡道、扶手、低位電話、電梯橫按鍵、洗手間扶手、導盲磚、殘障停車位等硬體設備，以及指標、動線、服務、說明、方便性等軟體設施，提供殘障者一個無障礙的社會生活環境。

復健醫學的發展雖然只有短短的數十年，但復健醫療確實對於病人、家屬、社會、國家都有正面的價值，復健醫療的好壞與推展也可作為國家社會福利與進步的指標。未來的復健醫學將朝著醫學的專業領域發展，並且秉持復健團隊的精神與整體醫療，

建立全方位的醫療服務。

4.8　牙醫學

　　牙齒在胚胎第五週時開始形成，直到二十歲左右，第三臼齒（智齒）出現才算完成。牙齒包括中及外門齒、犬齒、第一、二、三前臼齒及第一、二、三臼齒。小孩子出生後長出乳牙，漸漸會脫落，之後便會長出永久齒。

　　牙齒是吃東西時，將食物咬碎的重要人體構造，而牙醫學就是如何維護或修補牙齒缺損的學問，此外牙科也會處理口腔與舌頭的問題。例如吃檳榔可能導致的口腔癌，亦由牙科來處理。而下頜與頭骨交界的顳下頜關節病變，亦是牙科學的一部分。

　　蛀牙是最常見的問題，它的發生與牙齒表面的細菌斑塊將食物中的糖分分解有關。由於分解形成酸，使牙齒的琺瑯質溶解，便會造成蛀牙。刷牙可以去除細菌斑塊，但停止刷牙二至三天後，細菌斑塊又會形成。因此除了經常刷牙來預防蛀牙的生成外，在蛀牙時，除了補牙外也要預防蛀牙的再發，或其他蛀牙的發生。減少吃糖的習慣是預防蛀牙的一個重要方法，氟可以增加牙齒琺瑯質的再礦化，增加琺瑯質的抗性，減少菌斑製造酸，因此使用氟化的牙膏刷牙，也是預防蛀牙的方法。

　　因為牙痛，就將牙齒拔掉而沒有再修補是不恰當的，因為留下的空間會造成咬合不正。後面的牙齒喪失，會明顯影響咀嚼的功能。前面的牙齒掉落會影響說話，並造成心理上的不舒服。

　　牙齒的中央有牙髓，裏面有血管和神經，可以感覺疼痛，當蛀牙深到牙髓時，會出現疼痛的現象，這時就得做根管治療，然

後加上金屬的牙套。

　　牙周病指的是牙齦部分的發炎，牙齦發炎可能是細菌感染所致，例如小孩子主要是疱疹病毒。年輕人則易罹患急性壞死潰瘍性牙齦炎，特別是抽菸者、情緒壓力大時，這時用抗生素metronidazole治療，口服三天，可以改善病情。

　　一些藥物也可以造成牙齦增生肥厚，例如治療癲癇常用的老藥、phenytion、器官移植常用的cyclosporin，與降血壓的nifedipine。上述的這些藥物，可以讓牙齦的膠原堆積，使得牙齦肥厚。此外，牙齦容易出血，也要注意內科方面的問題，例如血友病、白血病等。牙齒的咬合不正，會引起顳下頜關節疼痛，因此得戴牙齒矯正器矯正。

　　全口假牙是老年人在失掉牙齒後，為了咀嚼而戴的義齒，這已是比較舊的方法，植牙是較近代的科技。在喪失掉牙齒後，若做牙橋，必須包含左右兩顆牙齒，因此為了讓牙齒能有較好的固定，直接將基座打到上頜或下頜骨內，再於上面做人工牙齒，是目前極為重要的技術，但價格較為昂貴。

　　總之，牙醫學雖然與生命的維持比較沒有直接的關係，但卻與生活品質、消化、外表有密切的關係，因此牙醫學已成為獨立的醫學部門。

4.9　影像醫學

　　影像醫學是將物理學的技術應用在醫學上，讓病變呈像，以協助醫師診斷疾病的學問。

　　一八九五年底，倫琴發現X光，並將之用於照射人體，是影

像醫學的開始。X光攝影的優點是費用低廉，放射性暴露輕微，缺點是不能看清楚所有器官的細微。它會被骨頭擋住，因此骨頭後面的東西看不清楚，而且雖然輻射暴露量少，但經常照射，也是有害的。現在X光攝影常用在看骨折；胸部攝影，看肺結核病、肺炎、肺癌等；乳房攝影篩檢乳癌；牙齒檢查等等。

螢光攝影利用的也是X光，它可以在螢光幕上看到器官的動態影像，缺點是會照射到較多的輻射，不過它可以看到腸胃道的蠕動；做心臟血管攝影，觀察瓣膜的缺損、冠狀動脈血管阻塞的位置等。

超音波是利用機器放出聲波，穿透人體，利用其回音，而獲取影像。優點是價格低廉，不傷人體，因此胎兒也可以接受檢查。此外它可以看器官動態的變化，缺點是它無法穿透鈣化組織和氣體。醫療超音波使用的範圍甚廣，例如胎兒、心臟、乳房、甲狀腺、副甲狀腺、肝臟、腎臟病變、婦科疾病的檢查，加上杜普勒超音波，更可以觀察血流的變化。

電腦斷層攝影，也是利用X光照相，但加上電腦的計算，因此可以將人體呈現切成一片一片的影像，所以稱為斷層。它的優點為照相速度快，即使骨頭也可以看得清楚，更可以清楚看出器官內的變化，例如腎上腺腫瘤。在急診處或手術室使用起來相當方便。但缺點是價格較貴些，輻射也較傳統X光攝影多些。

磁振造影（MRI）利用的照相來源是磁場，也使用到電腦的計算，它的優點是可以很清楚的看到組織的構造，因此在看腦垂腺瘤時，影像比電腦斷層攝影清楚很多。此外它不具侵犯性，沒有輻射的問題。缺點是價格昂貴，而且很花時間。它的應用範圍很廣，對腦部病變、神經病變、軟組織，都可以呈現很清楚的影像。

核子醫學攝影是利用放射性同位素口服或注射入人體，利用病變或組織可以吸收同位素，並放出放射線的原理，再於人體表面放上放射線偵測器，就可以呈現影像。它的優點是可以看到功能上的變化，例如甲狀腺機能亢進時，會吸收較多的放射性碘，缺點是影像並不是很清楚，而且身體會接觸到放射性物質。不過它可以觀察特定的腫瘤，骨頭的病變及轉移等。

單光子放射電腦斷層攝影（SPECT）也是利用放射性同位素。它可以看血流和代謝，器官的功能；缺點是比較花時間，病人接受的輻射暴露時間較長；但優點是它可以偵測骨癌、腦部、心臟、肝臟的血流，以及急性心肌梗塞。

正子放射斷層攝影（PET）是利用放射性同位素做射源，它可以利用各種不同的放射性同位素，觀察組織新陳代謝的功能，而且立即呈現影像，缺點是價格十分昂貴，而且因為同位素的半衰期短，需有一台製造同位素的機器在旁邊。它可以應用於腫瘤的篩檢，這也是目前健檢常將之用於富人檢查選項的原因之一，但良性病變一樣也可以看到。它也可以用來觀察引起癲癇的部位，用來治療巴金森氏病、阿茲海默氏症，以及探討腦子哪一個部位負責某種特定的功能。

從一八九五年底至今，只不過一百多年，但影像醫學的進步卻突飛猛進，它結合了物理、化學、工程、電腦和醫學，是多方面科學家合作，造福人類的工具。更有趣的是，它也對藝術家發揮影響力，使他們創造出很多作品。

WHAT IS MEDICINE?

5 護理學與藥學

5.1 護理學
5.2 藥學

5.1　護理學

　　最早的護理紀錄始於西元前三千年的埃及，當人們定居下來，疾病的預防及照顧方法也逐一發明。埃及位處赤道地帶，故當地人發展出一套有關清潔、食物、飲食、運動，以及性關係等的嚴格規定。

　　早期的希臘時代並沒有護理照顧的紀錄，直至西元前六百至四百年，自然學派興起，才締造了黃金時期的希臘文化。當時希臘哲學家如蘇格拉底、柏拉圖、及亞里斯多德等人，以觀察及清晰的邏輯思想，定義出好的生活必備之基本要素，之後希臘、羅馬及印度人開始體認訓練護士的重要性。西元前八百年，印度已有文字記載護士的標準及資格。此時期護理工作的主要內容為，家庭中長者對幼小、病患或殘疾者之保護與照顧。

　　西元五十年至四七六年為基督教發展初期，照顧病患被尊崇為宗教博愛精神的展現。當時一些貴族捐贈大筆財富，全力協助貧病無依者，一般認為，較有組織的護理教育訓練及醫院在此時期才開始。

　　中古世紀，宗教的博愛與犧牲奉獻精神繼續發展，形成「女會吏制度的護理」及「修院派的護理」。此時，護理由於根植於宗教的慈善精神，其社會地位也相對被推崇；然而，完善的護理訓練制度仍尚未形成。十字軍於東征期間（西元一〇九六至一二七二年），護理人員透過醫生的教導，在戰場上協助處理傷患救治工作，因而建立軍護的體系與威信，並影響日後的護理教育。

　　文藝復興時期之後，護理脫離宗教逐漸發展成為獨立行業。

然而，隨著工業的發達，護理人員的需求增加，以致社會各階層皆有人從事護理工作，卻未給予適當的教育與訓練，此時護理進入黑暗期。

英國人佛羅倫斯‧南丁格爾女士（Florence Nightingale, 1820-1910）（圖三十四）是近代護理學的創立者，她出生於義大利佛羅倫斯，一八四四年開始拜訪醫院，一八五四年組織三十八個護士照顧克里米亞（Crimean）戰爭的傷兵，藉由蒐集、記錄、分析傷兵的健康資料，進而確認健康問題，提出照護的理念及護理實務內容。護理因此得以脫離黑暗期，並繼續發展成為近代史上重要的醫療專業。

南丁格爾認為，護理是經過精心設計的，有學理基礎的實證學科。護理人員應針對病患的健康需求給予評估，再依據護理計畫給予護理措施，隨後並進行評估。此創新性思考概念至今已廣為國際護理學者所認同。

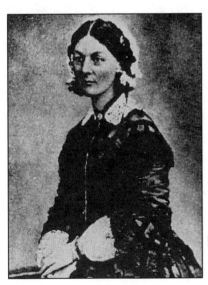

圖三十四　南丁格爾像（一八五六年自克里米亞返英時攝）

　　南丁格爾有鑑於護理人員需接受專業的訓練計畫，遂於一八六〇年在倫敦聖多瑪斯醫院（St. Thomas Hospital）建立第一所護理學校（The Nightingale School and Home），在此提出明確的入學標準、課程設計及修業年限，自此護理有了正規教育。然而，當時的護理教育訓練仍相當倚重醫師的臨床指導，直至一九五〇年代後，護理才在後繼菁英的努力下，確立「顧客、健康、環境、護理」為護理學中四大核心概念，進而充實相關理論及方法學，並結合實務經驗，發展成護理學專科，使得護理學與其他醫療專業得以相輔相成，成為近代醫學領域中不可或缺之專業。

　　中外學者們對護理的定義提出多面向的思考，例如，護理為解決患者、家庭和社區的健康問題的過程。護理也是動態的、持續的人際過程，在這過程中，護理人員與病人互相影響。

　　一般而言，護理過程包含評估、診斷、計劃、執行與評值等五個步驟：

1. 評估：護理人員需要運用觀察、身體檢查與評估，及溝通的技巧來蒐集資料，以便對病人的健康狀態、病史、檢查及治療等相關資料有初步而整體的瞭解。此外，亦須瞭解病人在心理、認知、社會與靈性層面的困難、需要、長處、因應策略與可用的資源，以作為確立問題和提供個別性全人照護計畫的基礎。

2. 診斷：目的在以全人照護的觀點來確認護理對象的健康問題，及其對健康問題的反應。

3. 計劃：護理人員確立上述健康問題的優先順序，進而與病人共同討論，再訂定雙方可接受的預期目標及護理活動，以有效地滿足病人對照護的需求，並改善其健康狀態。因

此，計劃中須包括目標（短期、中期與長期）、問題的導因、支持診斷的相關資料，及具體可行的護理措施。

4.執行：主要是將護理計劃付諸實現。護理人員每日應確實執行相關的護理措施，並記錄病人的反應。執行過程中須注意病程的進展及健康需求的變化，再加以評估、檢視護理計劃的適用性，並隨時加以修正。

5.評值：主要在評價病人實際的健康狀態，因護理活動而改變的成效。須與預期目標作比較，確定達成程度，並進而分析影響成效的因素，再決定是否繼續、修正或終止原訂的護理計劃。

上述護理過程之五個步驟息息相關。評值看似結束，卻常是另一個評估階段的開始，且在整個護理過程中，護理人員應時時刻刻有評值的概念，並檢視每一步驟是否正確合宜。

此外，在生病過程中，一般人常會經歷開始期、接受期及恢復期等三個階段，護理人員須瞭解病人在各階段的行為反應，並提供病人及家屬於各時期所需的獨特護理重點。在開始期，病人的行為反應通常是否認、生氣、退縮、罪惡感、不斷重複描述症狀、關心預後、澄清病因，並尋求診治、暫時放棄部分社會責任等。這時的護理重點為傾聽病人訴說、發揮同感心，瞭解病家（病人及家屬）感受與內心衝突，以減輕焦慮程度、協助病家認識所處之醫療環境及個人社會資源、解釋各項檢查及步驟。

在接受期，病人的行為反應為依賴程度增加，出現退化行為，病人常以自我為中心，對周圍事物缺乏興趣、接受治療及護理措施、關心治療成效及疾病進一步的進展與預後、希望獲得別人的關心及讚賞等。這時的護理重點為鼓勵病家表達其感受與需

要，並澄清其健康需求、鼓勵病人自己作決定，或參與護理計劃決策過程，願意學習自我照顧，漸漸獨立。

在恢復期，病人的依賴程度減低，可執行大部分日常活動，對周圍事物興趣漸增、希望獲得別人持續的關心及讚賞、重新負起更多的社會責任，與他人建立正常的人際關係。若治療成效不理想，則會對疾病預後感到焦慮不安。這時的護理重點為明確指導病人學習自我照顧、協助病人與家屬有良好的溝通、鼓勵病人恢復對外界的興趣、協助病人學習新的生活模式及計劃未來、多給予支持及鼓勵。

護理功能可分為獨立性、非獨立性、及相互依賴性等三類。在治療疾病、幫助個案恢復健康的過程中，獨立性功能、非獨立性功能及相互依賴性功能要能相互配合，才能達到良好的效果。

獨立性功能，指護理人員依專業知識和經驗，不受醫囑的約束，主動為個案規劃護理措施，親自或委託其他護理人員完成的護理活動。例如為個案安排及執行口腔護理、翻身、擦澡；促進個案的休息和睡眠；幫助個案獲得足夠而適量的飲食及營養；關心個案的心理、社會與靈性要求，陪伴及鼓勵個案抒發情緒、建立良好的社會支持系統、探索正向的生命價值與意義，必要時，獲得正當的宗教支持。

非獨立性功能，指護理人員執行合於法律的醫囑指令，或需在其他醫療專業人員的指導及監督下執行其職責。常見的是，依醫囑的處方給藥、協助其他醫療人員完成各種檢查、及更換傷口的敷藥等。但是，護理人員本身仍需有判斷力，以釐清有疑問的醫囑，特別是藥物處方。這部分的工作，護理人員常被醫師要求協助使用較多的器械來檢查個案，並助其恢復健康。

相互依賴性功能指的是個案在就醫過程中，常因病情的不確

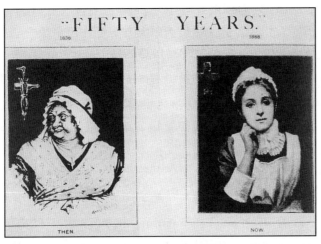

圖三十五　現代護理（右）與過去護理（左）的比較

定或變化，而需護理人員細心觀察，並和其他醫療團隊成員一起合作，共同討論為個案擬定護理措施。例如護理人員和醫師、物理治療師及其他的成員共同討論個案的復健計畫。

　　總之，現代的護理已脫離幫傭的性質，而成為專業高水準的醫療專業之一部分（圖三十五）。

5.2　藥學

　　藥學分為以藥品研發與製造為主的藥物科技，及以藥事服務為主之執業藥學。執業藥學包含了醫院臨床藥學、社區藥學，與藥事行政。

　　史前時代，巫師用超自然的手法掩蓋其利用天然藥品治病的事實。現今民間使用麻醉藥、迷幻藥、興奮劑的犯罪行為，有些

曾有很長的歷史，例如仙人球膏（peyote）曾用於一些墨西哥及北美印第安人的宗教儀式達數百年，其迷幻作用可達十二小時；南美印第安人使用古柯鹼葉刺激呼吸的歷史達兩千年。

從有歷史記載或傳說來看，至西元四世紀以前，人類使用許多天然藥物的經驗性療法，與巫師的純粹超自然、精神療法漸漸分離。丸、散、膏、丹等劑型並非中國人獨門的智慧，美索不達米亞及埃及在數千年前已有這些劑型，希臘也早有專門製備與販賣藥的行業出現。

中國古代傳說中有神農嚐百草，西方歷史記載則有「植物學之父」西歐服拉斯土斯（Theophrastus, 370-285 BC）。中醫用陰陽五行（金、木、水、火、土）來解釋病，西方則有「醫學之父」希波克拉底（Hippocrates）提出體液論（Humoralism），認為空氣、水、火、土為主宰身體的四種體液。戴爾斯可立德斯（Discorides）（西元六五年）將狄奧佛拉斯塔（Theophrastus）從學者、產婆、採藥者、郎中蒐集來的藥方記錄下來，成為《醫用藥物》（*Materia Medica*），它是史上第一本藥典。但基本上在進入近代醫學之前的醫療，可以說是「將所知不多的藥品，倒入知道更少的身體，治療一無所知的疾病」，西方「藥學之父」蓋倫（Galen）提倡「廣用藥品、亂槍打鳥」，應屬其中之代表。

世界各民族所使用的藥物全部是由天然藥物開始，天然藥物包括植物、動物、礦物等。只是歐美國家由於分析化學、有機化學、科學研究的興起，帶動了藥物化學、藥品合成的發展；產業革命又帶動了製藥工業的崛起與現代藥學的發展，進而影響全世界正式的醫學、藥學的教育與知識。

西元前四世紀至西元九世紀時，歐洲大陸由於政治與社會一片混亂，被稱為「黑暗時期」，但在中亞及阿拉伯半島的伊斯蘭

文明卻成為黑暗中的明燈，它除了商業、醫學的發展外，藥學也在這回教文化中發光。阿拉伯醫師盡力改善藥品的劑型及味道，讓其容易服用，包括將藥丸拋光、鍍銀、發明糖漿劑，根本不理會古代的信仰：「良藥苦口利於病」。

由於這些劑型的製備相當繁瑣費時，因此在西元九世紀時，巴格達出現了製藥的專家，也就是今天藥師的始祖。這行業經由西班牙與南義大利這些基督教與回教文化融合之處，傳到西歐。到了十三世紀中期，西西里王國統治者腓特烈二世（Frederick II）立法將醫藥分業，這時藥局人員的素質才受到重視，也因此訂定藥學基本訓練要求及考試。同時為避免藥局過多，惡性競爭，影響服務品質，甚至限制開業人數，規定每平方公里藥局家數的上限。

如果走入十九世紀以前的歐洲藥局，在你眼前是整櫃裝著天然藥材的磁罐，這時你會以為置身中藥舖；憑著醫師開的處方，歐洲的藥師會用天平秤量藥材，必要時予以研磨調製。歷史上，漢人也和歐洲人一樣，郎中看病，開帖方子，至藥舖抓藥，回家煎煮成汁後服用。

使西方藥學與各國傳統藥學分道揚鑣的第一個原因是分析化學、有機化學在歐洲的崛起，瑞士醫生和煉金家，帕拉塞爾薩斯（Paracelsus, 1493-1541）認為天然藥物發生作用一定有其精華的成分，因此開始分離出藥材中的主要作用成分來治病，以後科學家甚至用化學方法人工合成一樣的成分。化學家發現許多有機物及無機物的純化學晶體，可以正確鑑定及定量。因此，現代的藥學才可能由病人的病情及器官功能，決定用多少劑量。相對的，天然藥物潛在有容易摻假，污染，主成分含量會因產地、氣候、土壤、部位而異，根本無法精確計量。

在以植物為主要治療藥品的時代，由於藥師必須區別藥用植物與毒物，甚至區分食用蕈類與毒蕈，因此對早期的植物科學貢獻頗多。在分析化學與有機化學崛起的時代，藥師參與化學分析工作，因而發現許多有機物及無機物。一八五〇年以後，藥學院與製藥藥學之科學訓練更臻成熟，但由於歐洲大陸藥學之專業地位已定，藥師專業的角色仍然超過科學家的角色。而英國，由於醫藥未分業與社會階級的劃分關係，使一般平民在沒有錢看醫師之下，藥局成為次級醫師。

十六至十九世紀歐洲人開始到美洲殖民，由新世界帶回的菸草、吐根、愈創木脂（guaiac）、金雞納樹皮、美鼠李之藥效，是無法以「體液論」解釋的，因此刺激現代藥理學發展。

目前在藥界（包括製藥工業、藥品管理、臨床藥學等）執牛耳的美國，在十八世紀人民生活困頓，根本談不到醫藥分業。雖然在一八一二年起開始有藥學專業出現，不過一八二〇年代後，才開始有美國藥典、地方藥學會，及夜校教授藥學科學與執業，但要注意的是在一八七〇年以前任何人都可開藥局，一直到南北戰爭前，美國藥學才有適當的地位。

從一八三〇年代起，醫師就需要藥局從業人員鑑定由英國進口的摻假及劣質天然藥材。但一八五〇年代製藥工業開始發展以後，藥學人才進入工業界，這使得藥局人員不足，因此未受到良好教育與訓練不足的人員便進入藥局工作。一八七〇年美國實施醫藥分業時，每二十名藥師僅有一名完成正式的藥學教育，而所謂正式教育是指夜校加上學徒訓練。如同歐洲醫藥分業一樣，美國藥師的素質在醫藥分業後面臨挑戰，因此於一八七〇年，州立法要求藥師執照考試及執業登錄時，藥學教育才由執業訓練轉成科學教育。

　　十九世紀末至二十世紀初，世界多數藥局製備或販賣的藥品用於解除症狀，無法根治疾病。一八八〇年代至一九一〇年代巴斯德與科霍的細菌論可以合理解釋一些感染症的病因；疫苗及抗毒素的發明可以有效預防一些嚴重的感染症；阿里須（Paul Ehrlich）發明的化學療劑可以治癒一些細菌感染。一九五〇年代以前出現的抗生素、類固醇、降壓藥、放射性同位素、口服避孕藥、安神藥、抗抑鬱劑等也是前所未有的突破，可以真正診斷、預防懷孕及治療疾病。

　　由於醫療專業所知的現代藥理學與民眾認知的體液論相衝突，使得西方藥學與傳統藥學漸行漸遠，藥學教育也出現轉變。西元一九三二年以後，四年大學教育為美國藥師執照考基本要求；而台灣正規大學藥學教育始於一九五四年，這年台大藥學系成立。

　　第二次世界大戰後，藥廠利用高科技製藥，藥廠製出的藥品比藥局現場調製的品質均一，且便宜可靠，較不虞天然藥品摻假與劣質的問題；醫師處方逐漸採用藥廠大量生產、單一成分的藥品，而不再用複雜的混合劑。由於聯邦政府對藥局內製造藥品的規範，需要藥師在藥局內臨時製備的處方由一九三〇年代之75％降至一九七〇年代之1％，藥師逐漸放棄店內製造，專業地位面臨挑戰。

　　一九三七年以前，某一以diethylene glycol為溶劑之磺胺藥產品造成一百多例兒童死亡，促使美國於一九三八年立法要求藥品一定要證實安全性方可上市。一九六二年起，美國食品藥品管理局（FDA）更要求藥品上市前須證明其安全性及有效性。

　　由於藥物的治療機轉由現代藥理得到比傳統理論合理的解釋，加上現代藥品須做嚴格的動物及大規模臨床試驗、確定劑

量、藥效及副作用才能上市，使傳統天然物的治療及傳統醫學理論在西方式微。

　　現代藥學在二十世紀急速發展，可是各國藥學教育轉變緩慢，在一九六〇年代，五年的大學藥學教育成為美國藥師的基本訓練，此時美國的學程，仍著重製藥的物理科學。台灣藥學教育界許多師資在一九六〇年代至一九八〇年代在美國受教育，加上社會尊研究而輕專業，因此一九六〇年代至一九八〇年代的台灣，大學藥學學程也著重製藥的物理科學。

　　以藥品之研發及製造為主的藥物科技，在二十世紀穩定成長的西方製藥工業中非常重要，世界級的研發廠均擁有龐大的藥物科技科學家群。這些科學家需由研究所培養，而非以專業為導向的大學教育之責任。

　　現代的藥品可由天然藥物分離得到、利用化學合成、或由基因工程製造。一般每個研發廠每天可以製造一個新的化學物，但幾乎一萬個新的化學物才有一個藥品可以成功地上市。

　　現在藥學系畢業生以藥學專業服務為主，大學畢業並沒有能力合成藥品。如要利用合成製造藥品，需要藥物化學研究所、化學工程研究所、或化學研究所畢業之人才；如要由天然藥物分離成分，則需要生藥研究所畢業的人才；如果要由分子生物技術篩檢天然藥品有效成分或基因工程製造藥品，又需要分子生物研究所畢業的人才。

　　一個新藥上市需十年的時間、十億美元左右的經費，因此有其專利期，這段時間內其他藥廠不得製造。等專利期過後，學名藥廠才能製造同樣藥品，稱為學名藥（generic drug）。唯有擁有龐大資金，數十名至數百名藥品研發科學家的藥廠才具研發能力，也唯有足夠的資金，才能維持高品質的工廠設備與製造程

序，保障藥品的品質。由於藥品含量多以毫克、微克爲單位，消費者可能無法想像藥的劑型就可以使藥品毒性發作或完全無效，甚至要保證每劑或每粒藥品含量差距在10％以內，就要花很多工夫。

為了消費者的權益，現代世界先進國家任何藥品上市前均須經過嚴格的動物試驗及上千人臨床試驗，完成藥品劑型之設計，確定藥物在體內之歷程、劑量、及藥效；上市後還有不良反應追蹤系統。藥品劑型之設計需要有藥學系畢業再經藥劑學研究所訓練的專家來進行。

新藥在動物試驗期須測試急性毒、亞急性毒、慢性毒、致畸胎性、致癌性、中毒劑量、致死量、及藥物在體內如何吸收、分布、作用、代謝及排泄等等，且不只用一種動物。不過要小心不同動物的致畸胎性完全不同，因此在動物對胎兒安全的藥品，在人不一定安全。

測試毒性所需的科學家是藥理學的專家，瞭解藥物在體內之歷程的科學家是藥品動態學專家，這些專家須由藥學系大學畢業後攻讀藥理學或生物藥劑學的博士擔任。

接下去是臨床試驗。臨床試驗分三期，第一期由少數健康受試者瞭解藥品在人體的毒性、劑量、體內之歷程。第二期受試者為較健康的病人，藉以瞭解在病人之正確劑量，療效與安全性。第三期對較大規模的病人進行（可達千人），使用時間較長，以瞭解療效與安全性是否具統計學意義。

進行臨床試驗一定要有醫師、護理人員及臨床藥師、統計學家，才能保障臨床試驗的品質。政府甚至須派專家檢查是否按計畫書進行。

所有臨床試驗均須遵守「赫爾辛基公約」，我國也已於一九

九六年訂有「優良臨床試驗規範」。試驗計畫書須先送「倫理委員會」審查是否合乎道德、是否保障病患權益，且須有「病患知情同意書」，告知病患可能的風險與利益、以及治療上另類的選擇，「倫理委員會」的成員中一定要有律師與非醫療人員。在較謹慎的醫學中心，計畫書還會經專家及藥師審核內容是否合乎學理，而醫療人員對所有受試者更是特別注意與照顧，以保障最佳的療效與安全性。

　　由於有些藥品的不良反應（尤其是重大的不良反應）發生率極低，在臨床試驗可能無法偵測到；加上多數臨床試驗是在高度篩選過的病人進行，並對適應症、飲食、藥品劑量、同時使用的藥品等均嚴格控制，因此上市後病人及使用型態會有很大差異，不良反應發生率及型態便可能產生變化。先進國家利用「藥品不良反應通報系統」追蹤上市後藥品不良反應，因此一個藥品上市五年後，幾乎所有不良反應均無所遁形，這對病人相當有保障。

　　現在美國、英國、加拿大、澳洲等國，訓練專精之藥師在醫院各專科、社區藥局與保險公司服務、教學、研究，及制定治療準則，協助用藥及劑量的選擇，監測藥物治療效果、副作用及交互作用，以確保病患用藥的適當性，這不但使病患之藥物治療品質得到保障，更減少藥物浪費及副作用，大幅減低醫療成本。

　　而台灣的醫學中心藥劑部門，則利用電腦系統的病患資料、檢驗數據、及藥歷，檢查住院病患處方、劑量、交互作用、禁忌；參加加護病房迴診，為病人選擇適當用藥、調整劑量、預防並監測藥品毒性；為病患調製毒性極大的癌症化學治療藥品以及需完全無菌的靜脈營養等。

　　許多人對藥師的印象是，在醫院門診藥局從事包藥的工作人員或藥局的老闆。事實上，醫院中藥劑部門包含住院、門診、藥

品管理、藥品諮詢、化驗、無菌製劑、化療藥品、製劑等多個單
位，舉凡藥品相關事務，包括藥品的調劑、製備、品質（包括效
期）、庫存管理、藥品資訊的提供、處方的覆核、藥物治療之追
蹤與評估、劑量的計算、藥品交互作用與不良反應的監測等均為
藥師的工作。

　　總之，藥師的職責就是保障民眾接受安全、有效、適當的用
藥。

WHAT IS MEDICINE?

6 職能治療學、物理治療學和檢驗醫學

6.1　職能治療學

　　職能治療（occupational therapy）的崛起，可追溯至古中國、埃及與希臘時代。遠在西元前二千六百年，中國就認爲疾病是由於器官的廢用，所以利用「功夫」來增進身體健康。西元前二千年的埃及，也已經把娛樂、遊戲作爲治療疾病的一種方式。西元前六百年的希臘，用音樂、舞蹈、歌唱和藝術作爲治療性活動。西元兩百八十年左右亦有記載，一名法國醫師利用休閒和工藝性活動來治療肌肉和關節的障礙。

　　不過整個專業的成形是在西元十八世紀，當時「人道主義」興起，連帶對精神病患也主張開放治療，即恢復病患之日常生活功能，和發展其興趣、能力，這便是精神職能治療的開始。至於生理職能治療，則與第一、二次世界大戰有密切關係，因爲在戰時傷兵很多，需要治療師提供各種治療性活動或工作，來促進或維持其生理功能。在十九世紀末，愛爾蘭、英國、法國、德國、瑞士、澳洲、挪威、葡萄牙和比利時已有職能治療之服務。

　　美國在一八九二年梅爾博士和其夫人報告其對神經、精神上有問題之病人，有系統地使用活動以改善其病症。隨後開始有人展開訓練課程，成立學會，出版書籍，設立專業教育，和爭取專業立法暨證照考試。一世紀來，職能治療在美國已有很好的發展和地位，英國也在一九一九年開始有職能治療服務，而日本則在一九六三年開始職能治療教育。一九五一年，一群在瑞典參加爲殘障者謀福利之國際社會協會代表，開始籌劃成立世界職能治療師聯盟（The World Federation of Occupational Therapists，簡稱

WFOT），一九五二年四月七日此聯盟正式成立。

我國職能治療之發展，起源於台灣光復初期（一九四五年後），幾家歷史較久之精神療養院，如省立錫口療養院（省立桃園療養院前身）和仁濟醫院已有職能治療之雛型。一九五六年，台大醫院神經精神科接受國際婦女會委派歐文斯女士為顧問，指導病患手工藝和團康活動，並接受其建議成立「作業治療部」。民國五十五年，振興復健醫學中心興建，隔年設立「作業治療室」。而台大醫院物理治療復健部於一九六七年成立「作業治療」。

在教育方面：一九七〇年台大醫學院設立復健醫學系，分立「物理治療組」及「職能治療組」，開啓了我國職能治療專業教育新頁，台大醫院物理治療復健部原有「作業治療」名稱，改譯為「職能治療」。一九七四年夏天，第一屆職能治療畢業生加入我國醫療保健行列。

職能治療是醫療的一個分支，它所能服務的年齡層非常廣泛，從剛出生的嬰兒、幼兒、學齡兒童、青少年、成年人至老年人，皆可提供各種需要的職能治療服務，端賴民眾對生活品質之追求，對於生活獨立之認定與價值觀，以及政府之醫療與社會福利政策。

追求健康長壽、幸福快樂、行動自如、平安如意，是自古以來，人類所共同努力的，如今醫學的發達、醫療科技發展突飛猛進，更延長了人們的壽命，但也增添了許多身體和心理、精神上的障礙與後遺症。

所謂「醫學為生命添加歲月，復健為生命添增色彩」，職能治療透過使用各種目的性活動，可讓生命更具存在的意義，幫助身心受創者再造人生。

　　職能治療專業可在一個人的生活史中，幫助個案對環境的適應作建設性的調整，以改善和提升生活品質。當一個人面對意外、受傷、疾病時，可能會面臨障礙、失能與殘障的困境，這時候除了醫療、復健外，也需要作生活型態的再設計。又如面對災難事件（大地震、空難、重大災難、重大疾病、傷害後之身心創傷）、老化（退休、需長期照護）、發展障礙（早期療育、感覺統合課題）時，職能治療提供有目的的活動，可協助恢復與適應。因此職能治療可於醫院和社區中提供服務。

　　職能治療是一門醫學、哲學、科學和藝術融合的專業，藉由應用各種相關學理（如人類發展學、心理學、神經學、社會學、醫學、一般系統理論、學習理論、團體動力學、心理分析、職能行為、行為治療、藝術等）分析，並應用各種有目的之治療性活動，來治療身體上受到傷害或疾病侵襲（生理職能治療）。心理社會功能失常等患者，甚至對貧窮和文化差距的個案或老年人，都是服務對象。職能治療協助個案恢復、加強和維持其功能，包括減輕和矯正功能障礙，增進個案生活之獨立性，促進感覺統合功能，改善社會互動的技巧，增進其適應能力等，使個體發揮潛能和最大的獨立性，甚至成為社會上有用的個體。簡單的說，預防與治療殘障、維持健康和確保生活品質，是終極治療理念。

　　職能治療的領域可分為三方面：

1.小兒職能治療：在新生兒加護病房中，職能治療師主要的工作，是提供選擇性的感覺刺激給新生兒，加強其正常的成長發育。此外也藉著一些副木及支架，來幫助良好的關節擺姿，預防關節變形。對腦性麻痺的小孩，職能治療師主要根據神經發展治療理論來改善其生理狀況，加強肢體

動作發展及日常生活功能訓練，並促進認知功能的發展。對智障兒，職能治療師給予多種的感覺刺激，訓練其知覺動作技巧，促進生理及心理的發展，並發展獨立生活能力。對於感覺統合功能異常或學習障礙的兒童，可以根據感覺統合理論，利用各種可適度刺激觸覺、前庭覺和本體覺之活動，例如：翻滾、玩滑板、球池遊戲、盪鞦韆、平衡板活動等，以誘導個案作出適當的反應，促進個體感覺統合能力，改善高層次的各種學習能力。

2. 生理職能治療：其服務對象包括：(1)中樞神經受損或有功能障礙者，如腦血管疾病（如中風），退化性疾病，脊髓損傷及腦傷等患者。(2)周邊神經系統或肌肉骨骼系統有功能障礙者，如手外傷，灼傷，關節炎，截肢等。生理職能治療利用各種治療性活動，增進病人之肌力，關節活動度、全身的運動控制功能、手眼協調、平衡能力及改善自我照顧能力。必要時可製作副木及使用輔具，預防和矯治因疾病所造成之後遺症。並給感覺功能再教育，增進知覺和認知功能，促進情緒上和社會功能上的適應及參與治療的動機。一般而言，所有的病患在評估和治療後，職能治療師都要訓練病患在其切身的環境內，執行日常生活活動，增加生活自理能力，包括移位、吃飯、穿衣、盥洗、烹飪、各種家事操持，休閒娛樂等，以減少對他人的依賴，並減輕家人的負擔。如果病人有需要，治療師也提供病患生活環境評估與建議，配合患者的動作功能，修改居家環境或工作環境設施、設備，使其儘可能獨立，完成生活自理，獲得工作成就感，藉此提高其自我肯定。

3. 精神職能治療：藉由各種活動，以個別或團體的方式，來

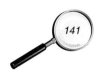

幫助精神疾患個案認清或滿足自我的需要，增加對自我的認識及自我能力之瞭解，建立合乎現實之自我人生觀和價值觀，培養日常生活所需的各種技巧和休閒嗜好，建立規律正常之生活作息，改善社交技巧，促進良好的工作態度及工作能力之建立。

通常個案來源為：

1. 病房中急性住院病人，包括精神病或身心症病人，需作職能表現評估，包括日常生活活動，工作技巧和休閒娛樂方面。
2. 住院病人病情改善，不會過分干擾他人，就可以參加團體性職能治療。
3. 日間留院病患，如：慢性精神分裂症，工作或社會適應有困難之各式精神病患。
4. 門診病人。
5. 社區中未能完全適應社會生活者。
6. 需要職業能力輔導及評估者，工作強化與訓練者。

一般而言，活動治療是精神職能治療最主要的治療方式，個別治療常使用的活動有書法、繪畫、陶藝、編織、女紅、縫紉、鑲嵌畫、剪紙、金屬工、雕刻等，活動團體則有皮革工團體、紙工團體、韻律健身活動團體、運動性體適能團體、社區生活訓練團體、藝術表達團體、舞蹈團體、歌唱團體、音樂治療團體、美術團體、生活教育團體、烹飪團體、整容修飾團體（紳士、淑女團體）、農藝、畜牧團體、閱讀團體、剪報與編輯團體、團體遊戲、英文團體、日文團體、及各種講座等。

　　此外也安排一些社區生活教育與訓練之院外活動，如郊遊、參觀博物館和美術館等各式展覽、逛百貨公司、逛書店、電影欣賞、與其他醫院病友聯誼或比賽等，提供病人實際和外在環境接觸之機會。

　　職能治療師從多樣化的活動當中，根據個案之能力及需要，以及依據治療上之學理，分析活動之組成要件，提供各種具有治療意義之活動，如：提升自信心，則給難易適中活動；改善衝動控制能力，則提供宣洩性或耗體力之活動，並教導正確表達感受和需要的方法。在活動中觀察並記錄病人的表現，隨時應用活動之特性，調整活動之難易度，減輕並矯正病態，藉此可促進個案之適應能力和建立獨立生活能力，及增進工作技巧和能力，建立良好工作習性，並可讓個案感受成就感、價值感，使人生充實和幸福康樂。

6.2　物理治療學

　　物理治療是利用聲、光、電、水、冷、熱、力等物理因子來預防、鑑別、評估、治療病患的醫療專業，有別於藥物或手術治療。物理治療係由英文Physical Therapy或Phsiotherapy直接翻譯而來，其字根Physio由希臘文 phusis衍生而來，為自然之涵義，therapy由therapuein衍生而來，即照護的意思。

　　物理治療之定義依世界物理治療專業之發展，由早期一九二〇年代著重物理因子治療之定義，包括肌肉訓練、治療性按摩、熱療、光療、電療、水療、機械療，至中期以動作失能（movement dysfunction）病患為物理治療主要服務對象，定義物理治療

爲藉著科學原理之運用，以預防、鑑定、評估、治療急性或慢性動作失能，達到促進人類健康與功能之衛生專業。近代世界衛生組織（World Health Organization，簡稱WHO）則將物理治療定義爲從事機能損傷（impairment）、功能限制（functional limitation）、功能障礙（disability）之評估、預防與治療。

物理治療服務的主要內容概略可以3M來形容，即運動治療（Movement Therapy）、儀器治療（Modality Therapy）與徒手治療（Manual Therapy）。

從事物理治療之人員包括物理治療師與物理治療士／生。根據世界物理治療聯盟（World Confederation for Physical Therapy）之標準，物理治療師之基礎必須具備大學以上層級，物理治療士／生爲符合評鑑標準之物理治療士／生之教育機構所訓練出來之衛生照護技術人員，協助物理治療師提供物理治療服務。國內物理治療師爲大學、技術學院或專科物理治療科系組畢業，並經物理治療師檢覈考試通過者，物理治療生爲專科或高職復健科物理治療組畢業，並經物理治療生檢覈考試通過者。

世界物理治療歷史可追溯至西元前三千年，中國人之推拿與埃及人之礦泉水。西元前四六○年，西方醫學之父希波克拉底曾描述以揉捏手法成功治療一位肩關節脫臼病患，亦曾精確地描述肌力廢用之原因。後來羅馬人將按摩知識與技巧做一整理，一八一二年，林（Peter Henry Ling）將按摩加入科學根基。至十九世紀，孟奈爾（J. B. Mennell, 1880-1957）將按摩治療加以系統化，確認緩和之按摩手法較激烈手法適合臨床病患之治療，影響今日按摩治療甚大。

有關操作治療學中關節調整術（joint mobilization）之發展，可追溯至西元前四六○年醫學之父希波克拉底，他曾敘述使用牽

引方法治療駝背之病人。東漢張仲景也曾提出使用徒手推拿治癒病患，不過關節調整術直到二十世紀才被納入醫學領域中。

　　有關物理治療中運動治療之歷史發展，可追溯自西元前一千年古中國提及的功夫拳；醫學之父希波克拉底也曾提及運動可強化肌力、加速疾病之康復、振奮精神並建立積極之人生觀。古羅馬時代蓋倫（Galen）將運動作系統分類，而奧蕾力那斯（Aurelianuse）對水中運動、懸吊治療、滑輪重量運動與關節炎病患之運動治療皆有探究。自羅馬帝國滅亡之後，將近十個世紀，體液學說興起，根本摒棄運動與按摩可治病之想法，此為運動治療之黑暗期。直到十五至十六世紀墨克（Mercur）發表醫療運動之原則後，才重新受到重視。十七世紀開始，人體動作分析研究之盛行，使肌動學得以成為運動治療的基礎。一七七一年瑞典人林（Peter Henry Ling）發展一套瑞典式運動，基於解剖學概念，分析運動員或病人之問題，針對其問題設計各類運動方法。此後，針對不同疾患發展出各類運動測試與訓練方法，使運動治療模式涵蓋生理、心理與社會層面，並以病患之功能促進，為最大考量。

　　在儀器治療方面，用電來治療疾病已經有好幾個世紀，早期利用可以產生高壓（一百至一百五十伏特）電擊的電鰻，或摩擦琥珀來產生電源。西元前四百年就有人將電鰻放置在頭部治療頭痛、放置在腳部治療關節炎。西元一七四四年一位德國醫生克拉曾斯坦（Kratzenstein），記載使用靜電治療一位手指麻痺的女病人。一七九一年加凡尼（Galvani）發明直流電，一八三一年法拉第（Michael Faraday）發明交流電並改進了許多當時電磁儀器的硬體，他的發明可說是電療儀器的前身。之後各種高頻交流電、經皮膚神經電刺激，與肌電生物回饋儀等陸續被研發用於臨床治

療上。近年來，功能性電刺激配合電腦科技，被用來協助中樞神經障礙病患功能重建。

在熱能方面，人類很早就知道曬太陽可以緩和癢及痛，中國古代就已經使用灸來治病，溫泉療法也流傳甚久。西元前三三四年熱氣治療被使用於治療疾病上。一九八〇年代後期阿爾松瓦（D'Arsonval）使用高頻率電流產生之磁場進行對人體深部組織之熱療。

在光方面，十九世紀傑絡格（Jellogg）發明白熱光，之後紫外線被用於皮膚疾患，近年來冷光雷射（Laser）等普遍於臨床使用。

在水方面，數千年前尼羅河被當聖河浸浴以治病，埃及人與阿拉伯人使用礦泉水、溫泉治病。希波克拉底用水力振動按摩來治療肌肉痙攣，一六九七年福絡爾（Sir John Floyer）寫了三本有關水療的書。一八九八年雷登（von Leyden）與高許德（Goldscheider）建議水中運動，因此從二十世紀初，神經、精神病患收治機構開始使用水療治療病人。目前著名溫泉區亦被視為養病的好場所。

世界早期物理治療之技術與專業之發源地主要在歐洲，尤其是英國與法國。英國於一八九五年二月成立第一個物理治療專業團體「Society of Trained Masseurs」，其目的為結合在英國從事對傷患進行治療性按摩的所有女性從業人員，為按摩治療樹立一良好典範，此團體於一九二〇年邀男性按摩者加入，並與從事運動治療者合併成一個專業團體。

早期英國物理治療師的基礎教育以技術學院為土，至一九八三年才變更為以學士學位為主之基礎教育。美國物理治療之發展起源於小兒麻痺大流行，及一九一四年第一次世界大戰須增進戰

力，因而出現利用物理治療方法促進功能開始興盛。當時由醫院訓練重建助理，這些人是美國物理治療人員之先驅。一九二一年成立第一個全國性專業團體，當時第一任理事長是由英國受訓回美之物理治療師麥米蘭（Mary McMillan），在他努力之下，奠定今日美國良好物理治療教育與研究之基礎。

因此整個世界物理治療之發展起源於第一次世界大戰後，工業社會需要勞力，近年來，則因人權抬頭、人道主義興起、人口老化及重視生活品質，期望物理治療方法促進健康與活動能力，加上科技發展，電腦科技的協助與動作分析儀器之發展，動作科學之長足發展，使物理治療之發展突飛猛進。

台灣的物理治療始於小兒麻痺後遺症的復健醫療；隨著傳染病的控制、醫療專科的發展，物理治療的觸角擴及其他領域，逐漸形成日後所謂的物理治療四大專科——骨科、神經、呼吸循環、小兒等。

在骨科方面主要為運動傷害的預防，部分物理治療人員專攻運動傷害，擔任運動傷害防護員，參與運動員之訓練；對於工廠之工人，可利用姿勢控制進行職業疾病肌肉骨骼系統之評估與預防；對於各種肌肉骨骼系統之術後病患，物理治療參與手術前之物理治療評估與教導，以預防術後併發症，或防止長期臥床造成肌肉萎縮或功能退化。對於產前或產後婦女，物理治療防止懷孕過程的異常姿勢導致的肌肉骨骼系統傷害，並加速產後骨盆肌肉之復原。在神經科方面，主要對於老年跌倒與神經術後併發症之預防。心肺科方面，主要為體適能之篩檢與健康促進。小兒科方面，主要為嬰幼兒之發展篩檢，青少年脊柱側彎之篩檢。除上述一級預防外，物理治療也參與二級預防工作，也就是防止身心障礙病人因為不當處理所引發之併發症，如褥瘡。

　　對於急性病患，如急性的肌肉扭傷，物理治療包括保護、休息、冰敷、壓迫、抬高、支撐。其目的在減輕疼痛、保護受傷的部位、防止肌力退化、維持關節活動度，並於適當的輔具使用下增加活動功能，預防疾病惡化。在小兒科方面，對新生兒加護病房的嬰幼兒早期介入，促進後續之發展。心肺科方面，術後病人於加護病房之物理治療照護，目的在增進呼吸效率、減少肺中之積痰與靜脈血栓炎，並加速術後之功能恢復。神經科方面，包括昏眩的病人，或腦血管病變、腦部外傷等病人之亞急性期床邊物理治療介入，其目的爲促進知覺動作之控制能力，前庭適應，防止二級併發症，並作好慢性期密集復健之基礎。

　　對於慢性病患或身心障礙者，物理治療在肌肉骨骼方面，主要的治療對象爲慢性疼痛病患，包括背痛、頸部症候群、長期姿態異常、關節炎等，另有淋巴水腫、骨折後遺症及燒傷病患等。目的爲減輕疼痛、增加其肌肉力量、增加關節活動度、正確姿勢的保持與動作方式，以促進其活動功能，預防症狀再度惡化。在神經科及老人疾患，包括腦血管病變、腦部外傷、脊髓損傷、中樞神經退化性疾病、周圍神經受損、老人慢性疾患，目的爲促進知覺動作控制能力，視病人的潛能，以治療性或補償性方法，促進其動作功能、日常生活自理能力與預防繼發性的併發症。小兒科方面，常見治療對象包括腦性麻痺、智能不足、脊椎裂、斜頸、臂神經叢缺損、先天肢體缺損等，目的爲促進患童各方面的發展，尤其著重知覺動作之發展，協助患童家庭之調適，使其家庭生活儘量正常，並教導照顧者正確與適當的日常生活照顧與訓練方法。在心肺物理治療方面，常見治療對象爲慢性支氣管炎、肺氣腫、氣喘、肺擴張不全、成人呼吸窘迫症候群、高血壓、心臟血管疾病、風濕性心臟病、先天心臟病等，目的爲減少肺中之

積痰、增進呼吸之功能、促進體適能、並提供運動諮詢與教育，使病人能不受限於呼吸循環系統疾病，而儘量享受正常生活。

對於身心障礙者，若其症狀已無法改善，通常以補償性治療爲主，即尋求適當的代償方法或使用科技輔具來促進功能。另外，亦著重預防次發性併發症，運用現有之社會福利資源，提供相關之諮詢，提供患者與其家庭所需之精神支持，並教導照顧者較輕鬆的照護方法，儘量使病人日常生活獨立，同時加強病人參與社會活動的能力。

6.3 檢驗醫學

檢驗醫學爲利用實驗技巧，配合生物學、生化學、微生物學、免疫學、生理學、血液學及病理學等原理，針對人體之體液、組織及生理狀況，進行測試分析，以瞭解人體在正常及疾病狀態下之各種變化之醫學。早期檢驗醫學強調在實驗室之操作，所以又稱爲醫事技術學。在國外，也有人認爲此領域應爲一種專業之科學，而稱呼爲臨床實驗室科學。不論定義如何，檢驗分析結果所得之數據與資訊，可以提供人類疾病之診斷、治療與預防保健上重要參考，因此是現今醫療團隊中不可或缺之一環。

醫學檢驗或醫事技術起於何時，已很難考證。但一般相信較其他醫、藥、護等專業領域，晚了許多。根據美國醫檢師Herrick之考證，西元前一五五〇年，已經有關於腸內寄生蟲如鉤蟲及蛔蟲之文獻記載，他認爲當時應已有簡單之實驗技術來發現這些寄生蟲。中世紀（西元一〇九六至一四三八年）利用尿液之觀察，來協助疾病之診斷，成爲當時之時尚。更早者，有印度之醫師，

常利用尿是否吸引螞蟻，來作爲診斷是否有糖尿病之參考。目前在英國牛津之Bodleian圖書館，尚珍藏有中世紀尿液觀察與疾病之關係圖。由這些資料看來，尿液之觀察分析，可以說是檢驗醫學技術之啓蒙。

　　醫學檢驗技術發展史中，顯微鏡之改良也幫了很大的忙。十七世紀荷蘭商人劉文霍克（Leeuwenhook）在業餘時，潛心於顯微鏡之研究。他將鏡頭加以改良，放大倍率可達二百七十倍，因此成爲世界上第一位觀察及描繪出紅血球者。此外他也利用改良之顯微鏡觀察到原生蟲，並將細菌以形狀加以分類。一八四八年德國化學家菲林（Fehling）第一次進行糖尿定量分析，開啓了臨床生化檢驗定量分析之先河。化合物與化學反應的知識急速進展，成爲近代臨床生化學發展之根基。十九世紀中葉，苯氨染色劑（aniline dye）之生產，開擴細菌染色之視野。一八八四年革蘭（Christian Gram）成功開發了革蘭氏染色法，奠定了細菌分類之基礎，到目前革蘭氏染色法還是臨床上細菌鑑定之利器。二十世紀初檢驗醫學技術之進展仍十分緩慢，一直到二十世紀中葉，才有較多進展。一九四九年安德斯（Enders）使用細胞培養技術，成功分離小兒麻痺病毒，因可大量繁殖，除可很快發展出沙賓及沙克疫苗外，也因而帶動許多種病毒陸續以類似方法培養成功，如麻疹病毒、德國麻疹病毒、副流感病毒等。一九五三年葛拉巴（Garabar）及威廉斯（Williams）發展免疫電泳分析法。一九五七年美國Technicon公司生產了第一部連續流入式自動分析儀，並將它使用在生化檢驗上，此一突破將醫學檢驗由純手工操作時代，導入自動化時代。一九六〇年代，吸收光譜儀、火燄光譜儀、原子光譜儀等陸續被開發成功，使測量更爲便利。一九七〇年代，電腦資訊系統開始在醫學檢驗上發揮其功用。一九八〇

年代至一九九〇年代，免疫學檢驗技術之改良及分子生物技術開始導入醫學檢驗。二十一世紀由於人類基因解碼成功，後基因體時代來臨，生物科技產業蓬勃發展之結果，也將醫學檢驗帶入了新的局面。

早期實驗室之檢驗工作，均由臨床醫師擔綱。由於工作忙碌，約在西元一千三百年左右，一位義大利醫師於波羅那（Bologna）大學聘用吉里阿尼（Alessandra Giliani）協助其操作實驗，開啟了醫檢分工之思維。一八四四年道格拉斯（Douglas）在密西根（Michigan）大學建立美國第一個與醫學有關之化學實驗室。一八九六年於約翰霍普金斯醫院開放第一個臨床檢驗室，空間只有一百四十四英呎，設備費用只有美金五十元，其簡陋可想而知。因訓練上之需要，一八七八年威爾區（William H. Welch）在美國之醫學院開始講授第一個與病理學有關之實驗室課程，他並於一八八五年成為約翰霍普金斯大學第一位病理學教授。

一九〇〇年美國統計，全國只有一百位男性技術員，一九二〇年增為三千五百位，其中大部分為女性。但這些人員並非完全都在醫學檢驗實驗室工作，有些擔任牙醫助手，有些則為工廠技術人員。當時臨床實驗室工作，大多數仍由醫師擔任。技術員之養成訓練，均由在實驗室工作之醫師負責，並無正規教育訓練可言。一直到一九二二年，才有正規訓練計畫制度在美國明尼蘇達（Minnesota）大學誕生，次年正式招收學生，畢業時給予學士學位。四年後第一屆之畢業生只有十三位，這些畢業生可說是醫學檢驗專業人員之鼻祖。這段時間美國臨床病理醫師學會也相繼成立，對臨床實驗室之專業需求有所制定。醫檢教育如雨後春筍般在各地蓬勃發展，全盛時期約在一九七〇年左右，當時全美約有八百家以上之學校設有醫檢人員訓練課程。

　　醫學檢驗制度之建立，也隨專業人員之養成，開始制度化。
一九一五年美國賓州議會通過法律，規定醫院應有檢驗室及聘用
全職技術人員。一九二八年在美國臨床病理學會之主導下，開始
了醫學檢驗人員登錄制度，也確立了醫檢專業分工制度。

　　有感於世界各地之醫學檢驗之蓬勃發展，因此一九五四年全
世界之醫事檢驗人員齊聚一堂，在瑞士之蘇黎士舉行會議，並成
立國際性組織，名為醫事檢驗師國際學會，共同推動醫檢專業品
質之提升。我國現也為會員國之一。

　　醫學檢驗在醫療團隊中，為不可缺少之一環。病人就診時，
各種檢驗可適時提供臨床醫師正確之數據及資訊，有助於對各種
病因之診斷及治療。在治療過程中，為瞭解治療成效，也可對患
者進行定期追蹤監測。例如透過血糖檢測，監控糖尿病之病情。
另外，愛滋病患者在藥物治療後，可定期抽血進行病毒之核酸定
量，觀察是否體內仍有愛滋病毒殘留。疾病治療過程中，血中藥
物濃度是否適當，可透過血中藥物檢測，做最適當之調整。另外
在預防保健領域中，醫學檢驗更扮演重要之角色。各種血液常規
檢驗結果，可提供身體健康狀態之重要資訊。醫學檢驗除在臨床
上有其功能外，在公共衛生防疫上，也與其他專業人員一樣，扮
演積極、關鍵性之角色。二○○一年生物恐怖戰之炭疽病等生物
戰劑之確認，醫學檢驗專業人員之參與，更是不可或缺。在一切
以病人為中心之健康照護體系中，醫學檢驗人員應與團隊其他成
員：醫師、藥師、護理師、物治師、職治師、營養師等密切合
作，才能為人類建造一個理想的健康生活園地。

WHAT IS MEDICINE?

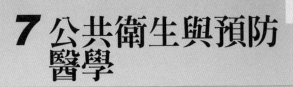

7 公共衛生與預防醫學

　　溫斯陸（Winslow）於一九二〇年將「公共衛生」定義為：「公共衛生是預防疾病、延長壽命、增進健康和效率的科學和藝術，須藉著有組織的社區力量來達成。」由此可見公共衛生是一個因應社會大眾健康的需求而產生的專業，其著眼點在整個社會健康狀況的提升。「預防醫學」過去的定義比較個人導向，依照李斯特（John M. Last）的定義：「醫學的一支，相對於疾病與傷害的治療，它主要關心身體、心理和情緒疾病與傷害的預防。它比較個人而非群體導向。此學門包含公共衛生和臨床醫學相同的科學、技巧和態度，但預防和治療通常不可分割。」不過晚近預防醫學的作法也逐漸群體導向，和公共衛生很難區分，以下就合併介紹。

　　歷史上許多民族都有一些特殊的方法，追求和確保大眾的健康。古代希臘城邦政治，比較注重個人的發展，在衛生方面僅針對飲食、喝酒、運動等個人衛生問題提出教導，以達到養生的目的。羅馬帝國則有龐大的公共工程，在衛生工程方面，有下水道、公共浴池等的興建。猶太人注重隔離檢疫，最有名的例子是痲瘋病的隔離。中世紀、文藝復興時期最大的公共衛生問題是黑死病──鼠疫，各國都有一套船隻及旅客的隔離檢疫制度。

　　近代的公共衛生有以下幾個里程碑，都發生在英國：十六世紀葛勞特（John Graunt）的死亡登記，確立了一直到今天藉著死亡登記與死因統計來評估社區健康問題的方法。英國在工業革命後，一六〇一年通過「濟貧法案」。查威克（Edwin Chadwick）於一八四二年著書主張貧病和沒有衛生環境的關係，強調政府應透過法律和行政力量去改善，被尊稱為現代公共衛生之父。一八四八年英國通過世界第一個「公共衛生法案」，直到今天，社會不平等所造成的健康不平等，仍是公共衛生上重要的議題。而史

諾（John Snow）在一八四九發表霍亂和飲水受污染的關係，解釋一八四八年倫敦霍亂爲何大流行，是流行病學的先驅。

至於台灣，古代稱之爲「瘴癘之鄉」，清代來台開採礦產的郁永河有言：「人言此地水土害人，染疾多殆……於初未之信，居無何，奴子病矣……」。一八九五年，台灣割讓給日本，日軍「征台役」中只有515人受傷，164人戰死，卻有高達26,094人生病，4,642人病死。當時造成如此大量傷亡的頭號殺手是瘧疾，日本人也因此立志要將台灣變成一個可以居住之地，以便實施殖民及進一步的南進政策。台灣今日的醫學與公共衛生建設，也就如此奠基。

日據時代主要的健康威脅是傳染病。日本人以「警察力量」從事公共衛生，一九八五年總督官房下設衛生事務所，籌設台灣病院與各地方醫院，一八九六年交由民政局總部衛生課負責，一九○一年民政部警察本署下設衛生課。當時主要的方法爲環境與居家衛生（自來水、下水道或溝、住宅及廁所改良、強迫清潔居家環境）、疾病通報、檢疫、隔離、預防接種（種痘預防天花）。其主要的成就如下：

1.鼠疫防治：一八九六年鼠疫自廈門帆船傳到安平，台南軍醫村上彌穗若發現；稍後由淡水侵入台北，堀內次雄（台灣醫學專門學校校長）發現。成立避病院隔離患者，聘請專家來台協助檢驗、防疫措施，包括居家環境衛生、不接觸老鼠、死鼠焚燬、隔離患者等。高木友枝來台，成立臨時防疫課、防疫委員會。鼠疫的發生有二個高峰，最高峰爲一九○五年，共4500個新案，造成3374人死亡。一九一七年不再有新案，一九一八年舉行慶祝會。

2.瘧疾防治：一八九六年總督府顧問英國技師布爾通（Burton）建議，建造二樓住宅，並將臥室設在二樓，或將床鋪提高，以防「瘴氣」。到了一八九七年確知瘧疾是經瘧蚊傳染，這時日人致力瘧疾研究與防治，進行全島調查、投藥，成立瘧疾治療實驗所。一九一六年以後死亡人數明顯減少，但仍未撲滅。

3.霍亂防治：一九一九年由中國船客帶入，一九二〇年帶菌者引發南部再流行，到一九四一年止共發生六次。太平洋戰爭時期僅在高雄流行。重要人物為壁島為造、小田俊郎，他們的貢獻在於分離細菌。

4.傷寒、副傷寒防治：一九〇三年堀內次雄檢驗出副傷寒B菌，一九〇七年黑川嘉雄檢驗出副傷寒A菌，下條久馬一和曾田長宗將傷寒菌分為十二型。一九一二年起流行增加，自每年二百名增至一千名，日人罹病較多。當時有一個作法是：隔離帶菌者，建造公營住宅收容，給予固定生活費。

5.天花防治：一九〇六年總督府公布台灣種痘規則，起初每年第一次種痘，流行區臨時種痘；二年後仿效日本，兒童十歲時第二次種痘。疫苗早年由日本輸入，一九一二年起由中央研究所衛生部製造自給自足；一九三九年熱帶醫學研究所成立後，利用水牛製造，尚可供應中國。僅一九二〇年患者曾突破五百人，防治成效算是不錯。

至於國民政府衛生主管機構的沿革，民國初年只有一九一〇至一九一一年的內政部衛生司，到一九一四年成為內政部警政司衛生科，後來曾在一九三一年、一九三八年、一九四九年成立內

政部衛生署，但隨即降格為內政部衛生司。

　　日本人在台灣的基層衛生組織並未深入到各鄉鎮，但國民政府遷台後，自一九四五年起，主要在一九五〇年代，各縣市設立衛生局，各鄉鎮市區設立衛生所，提供地方與基層醫療保健。一九四七年成立省衛生處，卻一直缺乏中央級的衛生行政機構，只有內政部的衛生司，在一九七一年才正式成立中央級的行政院衛生署。一九七〇年代起，因為快速的工業化，環保問題層出不窮，一九七一年先成立衛生署環境衛生處，之後通過實施一系列法案及計畫，終於在一九八七年成立了行政院環境保護署，以及各縣市的環境保護局。基層醫療保健方面，一九八三年在偏遠地區推行群體醫療執業中心計畫，藉著財物機轉，吸引有訓練的醫師與其他專業人員投入。一九八四年起配合成立基層保健服務中心，推動地段管理，致使偏遠地區醫療普及，至一九九五年已有一百七十四所群醫中心。自一九九五年起，配合衛生事務地方化的發展，展開社區健康評估訓練，一九九九年起推動「社區健康營造」，為各地衛生所開啟新的發展方向。

　　一九九五年，為將「全民健康」的需求具體化，成立了中央健康保險局，並將預計在二〇〇〇年實施的全民健康保險提前於一九九五年三月實施。一九九九年精省，衛生署接管省屬單位如省立醫院、各研究所，成立中部辦公室，同時統整原衛生署防疫處、預防醫學研究所及檢疫總所，成立疾病管制局，並將原麻醉藥品經理處改制為管制藥品管制局。二〇〇〇年衛生署進行改組計畫，各縣市自治，衛生單位自行調整組織。二〇〇一年進一步統整原衛生署保健處、省公共衛生、家庭計畫、婦幼衛生研究所，成立國民健康局。

　　綜合而言，衛生機構在我國原本並非國家的重要組織，但隨

著國家社會發展而日趨重要，近年來明顯地位提升、經費增加、權力擴大，工作重點隨社會需要變遷。隨著高齡化社會的來到，未來衛生和福利的結合，也許是發展的方向。

傳染病防治是台灣公共衛生歷史上最重要的成就。第一個成就首推瘧疾的根除。日本人沒有實現的夢想，在眾多台灣的防瘧先驅及全民的努力下實現。一九四六年在洛克斐勒基金會支持下成立瘧疾研究中心，當時許多台大醫科畢業生如梁礦琪、謝獻臣、陳錫宣、曾柏村、陳萬益、莊徵華，以及病媒專家連日清等，相繼投入防瘧工作。歷經一九四六年至一九五二年的「準備期」，一九五二年至一九五八年的「防治期」，一九五八年到一九六五年的「肅清期（監視期）」，到一九六五年十二月四日由世界衛生組織日內瓦總部副署長希格爾（Dr. Siegel）來台頒發「台灣瘧疾根除證明」，之後進入「保全期」至今，尚無本土病例。這在全球的防瘧史上是非常難得的成就。成功的原因主要在於組織的嚴密、執行的認真徹底、軍方的協助和全民的參與，連噴灑DDT都有完整的訓練，檢查與治療也十分認真，才能在極短的時間有效率地快速達成任務，不給抗藥性病媒瘧蚊滋生的機會。當然，當時應用了現在環保考量不敢使用的DDT，對環境不無影響。值得一提的是，由於長久未曾見過瘧疾，國內醫師已經漸漸失去了警覺，但隨著國際旅遊和外籍人士入境的增加，境外移入的案例並不少見，一九九五年十月還在台北榮總發生電腦斷層攝影顯影劑注射筒受到血液污染而引發院內瘧疾感染，不可不懼。

第二個重要的疾病是結核病。我國多年來結核病的防治雖有自中央至地方的結核防治單位（早年稱結核病防治，後擴充改名慢性病防治中心與防治院），進行嬰兒卡介苗接種，巡迴車個案

發現與完治計畫，也堪稱有傲人的成效，但年發生率（每十萬人口中六十四人）仍較先進國家（挪威每十萬人口中五點二人，美國每十萬人口中七點二人，奧地利每十萬人口中十六人）高出甚多，年死亡率亦仍高達每十萬人口中七人，距離世界衛生組織的標準（每十萬人口兩人以下）甚遠。同時全球的結核病亦因為愛滋病盛行、抗藥菌出現、完治不徹底等因素，有回升的現象，因此世界衛生組織於九十年代初期修正了全球性的防治策略，提出全球性結核病防治計畫，並藉此體檢了十二個國家或地區的結核病防治計畫，也提出了改進之意見以作為各國推動結核病防治之參考。重點包括：被動地發現新案，只針對高危險群做篩檢，不用花過多的心力做全面性大規模篩檢工作；短程直接觀察治療法，強調確保所有病患療程的完整性；規則給藥法，提高病患接受治療的可用性和可近性；嚴密地監控個案的偵測及治療的效果，以提升整個防治過程，包括發現個案與治療個案的管理績效。目前重要防治措施包括：衛生署與中央健保局合作，用藥前一定要通報才予以給付，以及要求各衛生局確實做到個案管理與實施短程直接觀察治療法。

第三個例子是「根除三麻一風」計畫。起因是一九八二年的小兒麻痺大流行，檢討發現主要原因是人口流動，原本以戶籍為基準的預防接種名冊無法涵蓋應接種的幼兒，累積無抗體幼兒人數太多，群體免疫力下降所致。次年改變以戶籍為準發出通知及計算成績的預防接種策略，改發預防接種卡（黃卡），與戶口名簿大小相同，預約及記錄各種應接種的疫苗，由家長保管，國小入學時繳交，未接種完成者要補種，一九九五年起合併至全民健保兒童健康手冊。一九九一年起推動根除三麻一風計畫，五年一期，目標二〇〇〇年根除麻疹、小兒麻痺、先天性德國麻疹症候

群、新生兒破傷風。小兒麻痺於二○○○年十月經過世界衛生組織證明，在西太平洋地區已經根除，台灣也同步宣布根除，新生兒破傷風因產科無菌技術做得徹底，原本已無病例，但在二○○一年發生一個外籍新娘在家生產感染的案例，另外二「麻」亦仍在努力根除中，主要方法是靠九個月大時的麻疹疫苗以及十五個月大時的德國麻疹疫苗及國小追加麻疹、腮腺炎、德國麻疹疫苗，育齡婦女在婚前和產前檢查中檢測德國麻疹抗體，力價不夠者，三月內不計畫懷孕，或剛生產完時接種德國麻疹疫苗。

其他可藉疫苗預防的傳染病尚有白喉、百日咳、破傷風、B型肝炎、日本腦炎等。B型肝炎防治計畫是自一九八四年起新生兒全面接種疫苗。各種預防接種都因衛生所資訊系統的發展，與戶籍資料連線，得到快速確實的目標人口，並藉預防接種卡及全民健保兒童保健手冊建立入學時的查核和補種，對可藉疫苗來預防的傳染病之預防，有很大的幫助。有鑑於國際旅遊發達，外籍人士入境增加，傳染病形態改變，一九九九年大幅修訂「傳染病防治法」，依照緊急程度，重新定義各種傳染病及通報的要求，並成立疾病管制局，積極推動各種傳染病防治策略。除此之外，寄生蟲和砂眼的防治，也是當年重要的傳染病防治工作。

婦幼衛生及相關的家庭計畫與後來的優生保健，是台灣公共衛生的另一大成就。婦幼衛生方面，一九五二年設婦幼衛生委員會，一九五九年設婦幼衛生研究所；早期主要的工作是訓練助產士，推動安全接生，以家訪為主的婦幼健康管理，以及在聯合國補助下，廣設牛奶站，改善婦幼營養。成果是合格接生率的上升與孕產婦、嬰幼兒死亡率的下降，以及營養的改善。目前婦幼衛生工作已經擴展到家庭計畫以及優生保健，並且超越了生育年齡的服務，納入了婦女癌症防治，亦即「六分鐘護一生」子宮頸抹

片和乳房檢查。一九九五年起，隨著全民健保的實施，也加入了健保給付的子宮頸抹片、孕婦產前檢查和兒童預防保健，將婦幼衛生工作由原先的衛生單位規劃主導，演變成所有醫師都可以參與，對醫療資源的運用有相當大的突破。

　　家庭計畫早在一九五〇年就有農復會美籍顧問John B. Backer提出，但受到當時輿論及中央級民意代表基於違反固有風俗及削弱反攻大陸的兵源而反對。一九五二年農復會在洛克斐勒基金會及普林斯頓大學合作下完成有偶婦女生育報告，發現生育愈多者孩童死亡率及送人收養比率愈高，一九五四年農復會與普林斯頓大學George W. Barclay完成台灣人口研究報告，指出自然增加率及依賴人口明顯偏高，促使次年舉辦光復後第一次人口普查，發現台灣當時的自然增加率為4.4%，將嚴重影響經濟發展，於是農復會主委蔣夢麟先生在一九五九年四月十三日召開記者會，呼籲推行家庭計畫及節育運動，說服了當時的總統蔣中正先生及政界大老。當年十二月將家庭計畫併入婦幼衛生，稱為「孕前衛生」，以減少阻力。由孕前衛生指導員（後來的家庭計畫指導員）到各地宣導間隔生育的好處、傳授避孕方法。正式由政府推行是自一九六四年開始，一九七五年設家庭計畫研究所。隨著民眾接受程度，推出不少有趣的口號，並且全面深入國中小課本、新兵入伍，甚至藉著阿公、阿嬤座談來改變上一代的觀念。成果是隨著經濟發展，避孕率上升，目前穩定維持在80%左右，而生育率也快速下降，二〇〇〇年已經降至16.75%，就是說平均每位育齡婦女一生只生育1.675個孩子。家庭計畫工作也轉型為照顧更多特殊群體，如青少年、精神疾病及遺傳疾病患者、外籍新娘等，同時也發展高齡化社會的健康照護。

　　隨著人口數量成長的控制，人口健康品質成為衛生界關心的

重點。籌備了十四年，終於突破有如當年家庭計畫遇到的障礙，「優生保健法」終於在一九八四年公布，一九八五年實施。有了立法依據，衛生署成立優生保健服務網，推動婚前健檢、產前遺傳診斷、遺傳諮詢，新生兒代謝異常篩檢與缺陷兒登記，以及早期療育。婚前及產前檢查方面較大的成果是早期篩檢唐氏症及重症海洋性貧血胎兒，藉諮詢決定是否終止懷孕。新生兒篩檢最多見的是早期發現G-6-PD缺乏症（蠶豆症），在生活上避免接觸會造成溶血性貧血的物質，以及早期發現先天性甲狀腺低下症，補充甲狀腺素，使其發育正常。另有一些較少見的代謝異常，如苯酮尿症，可藉特殊飲食避免智能和發展異常。目前全民健保的孕婦產前檢查有海洋性貧血初步篩檢，至於進一步篩檢，以及母血唐氏症篩檢與羊水分析，則有專款補助。

在地方性疾病方面，台灣特有的，主要是地方性甲狀腺腫與烏腳病，有不少公共衛生和醫界的前輩付出他們的心力。地方性甲狀腺腫方面，日據時代即有河石九二夫、氣巖、小林智人夫、橋本義雄、林崑智、詹益恭、陳天機等醫師進行調查研究並發表論文，當時認為與碘的攝取不足有關。光復後台大公共衛生研究所所長陳拱北教授首先率團到流行區進行調查。根據調查結果，台大公衛所與農復會、糧食局及新竹縣地方人士及衛生單位組成「甲狀腺腫防治委員會」，展開食鹽加碘的實驗計畫，其間不但有台大醫院高天成院長，與藥學系王光柱教授等人的積極協助，為克服交通問題，農復會還提供了一輛九人小巴士。由於實驗成功，民國五十六年起，全面在食鹽中加碘。

烏腳病是台灣西南沿海相當特殊的末梢血管疾病，俗稱「烏乾蛇」，就是由腳或手的末端開始出現黑斑，向上延伸，伴隨麻木、疼痛，最後潰爛、壞疽、截肢。日據時代有零星的案例，一

九五六年起經過媒體的報導引起醫界的注意。當時也是陳拱北教授率團進行調查，參與者有公衛的吳新英教授、台大病理科的葉曙教授、侯書文教授、內科的曾文賓教授、外科許見來醫師等。當時發現與「地河井」（地下水）含砷過高有關，後來陳建仁教授等人還發現飲用水含砷量較高者罹患癌症和心血管疾病的機會也較高。省衛生處因此訂定了特殊的防治計畫與飲用水改善計畫，其間並有教會醫院的參與。

在平均壽命的變遷方面，一九二一年至一九二八年時，男性37.44歲，女性41.96歲，二〇〇〇年時，男性72.60歲，女性78.30歲。平均壽命延長主要的原因是嬰幼兒死亡率的下降，目前已達瓶頸，應該致力於年輕人口早逝的預防，特別是事故傷害防治與可預防的心血管疾病及癌症的預防與早期發現，以更進一步提升國民的壽命和生活品質。

在重要死因的變遷方面，由於各項公共衛生的努力，原本死亡原因以傳染病為主（一九五一年前三名為腸胃炎、肺炎、結核病），逐漸演變為以慢性病及事故傷害為主（一九九五年前三名為惡性腫瘤、腦血管疾病、事故傷害）。一九九八年以後，前三位死因都是慢性疾病（惡性腫瘤、腦血管疾病、心臟疾病）。

若觀察疾病發生率與死亡率的變化，各類疾病中，惡性腫瘤和糖尿病快速上升，心臟疾病也有上升趨勢，反之，腦血管疾病和高血壓性疾病緩慢上升至一九八〇年代又逐漸下降，這可能與高血壓防治發揮一定的功效有關。癌症一直高居死亡原因的第一位，有一些癌症是可以藉初段預防避免發生的，如不抽菸減少肺癌，注射B型肝炎疫苗預防肝癌；另外一些可以藉著篩檢早期發現、早期治療來減少死亡，例如婦女的子宮頸癌、乳癌，以及在男女都逐漸上升的大腸癌。感染症中，結核病雖逐年下降，但仍

較世界衛生組織的標準為高。而且我們也不要輕忽其他的傳染病，認為傳染病的時代已經過去，細菌、病毒、寄生蟲這些都是有生命的，都有存活的「智慧」，隨時會伺機反撲，或出現新種，威脅人類健康，近年來頗受重視的新出現與再現型疾病，如SARS、愛滋病、登革熱，甚至一些地區的結核病等，都是很好的例子。

　　疾病型態的變遷背後，除了公共衛生和醫學的努力，社會的變遷是一個不可忽視的因素。短短三、四十年，台灣經歷了快速的經濟發展與產業方式變遷，由農業、工業，轉型至商業及服務業。生活設施也出現重大的變遷，水電供應、教育、公共設施普及。社會的變遷加上人口政策的催化，出現迅速的人口轉型——由高出生高死亡、高出生低死亡，到低出生低死亡，從一九九三年起六十五歲以上人口超過7％，從此台灣進入高齡化社會。根據二○○○年的統計，六十五歲以上人口已占全人口的8.62％，在醫療、安養、照護等方面，產生相當大的需求。除年齡分布迅速改變外，人口的遷移與集中都市，生活型態也隨之改變，工商社會營養改善以致於過剩、缺乏運動、生活壓力增加，造成主要健康問題的變遷，生活型態不健康引起的慢性病成為主要的健康威脅。隨著教育的提升和普及，與疾病型態的改變，民眾對於醫療保健服務的期望也與過去不同，醫病之間呈現新的夥伴和對立關係。健康基本人權的觀念也逐漸形成，進而發展成分攤疾病財務風險的健康保險。同時由於經濟發展，對環境與生態多有破壞，大地的反撲引發人們重新思考發展的意義，走向永續經營的理念。事實上，社會變遷和健康狀況是互為因果，互相影響的，公共衛生也因此隨時面臨新的挑戰。

　　健康促進的興起，起源於健康概念的演進。健康促進的定

義，就是結合健康教育與組織、政治、經濟、法律和環境等多種
因素於一體的整合性介入設計，以增加人們對健康的控制，發揮
其潛能，達到提升健康品質的目的。一九八六年第一次全球健康
促進會議中提出的「渥太華憲章」是一個重要的里程碑，憲章中
宣示應該做到以下幾點：

1.設立有關健康的公共政策。
2.創造有益健康的環境。
3.強化社區組織和功能。
4.養成個人健康生活型態。
5.修正健康服務方向。

這些重點成爲各國健康促進的指導原則。一九九七年雅加達
宣言是另一重要里程碑，其中的重要宣示包括：健康促進是一個
有價值的投資，應動員最廣大的資源改善二十一世紀之健康決定
因素，而健康先決條件包含和平、遮蔽居所、教育、社會安全、
社會關係、食物、收入、婦女增權、穩定的生態系、永續資源使
用、社會正義、尊重人權和公平；健康促進造成改變，全面性的
方法最爲有效，實施健康促進場所的多元化，參與是永續努力的
關鍵，學習促成參與，面對新的挑戰，需要新的反應——跨部會
以及政府與非政府組織的合作。

另一個重要的發展是健康城市，起源於一九八六年里斯本的
健康城市研討會，目的是持續地創造並增進城市之物理及社會環
境，同時強化其社區資源，使人們能夠互相支持，以便實行所有
的生活功能，並達到最大的潛能。

台灣對此一運動的回應，是由早年配合聯合國提出的社區發
展，到近年來民間自發而由文建會統合的社區總體營造，到衛生

　　所功能再造提出的社區健康營造，其間包括衛生機構的轉型與社
區廣泛的參與，目前都在發展中。

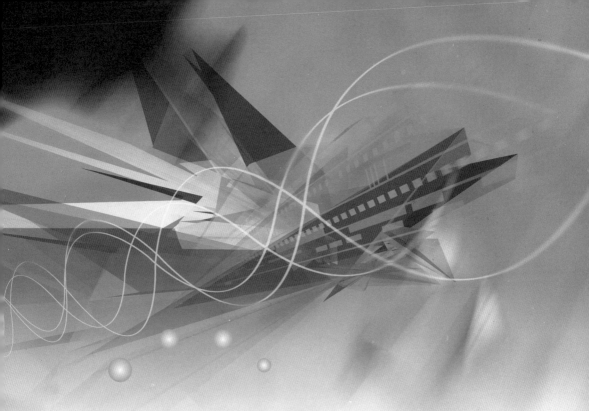

Part 3
未來醫學的趨勢

WHAT IS MEDICINE?

8 未來醫學的趨勢

8.1　基因醫學的應用

自從一九五三年四月，華特森（James Watson）和克立克
（Francis Crick）發現基因（DNA）是雙螺旋的構造（圖三十
六），到二〇〇三年四月，人類基因體計畫宣布完成人類基因體
的定序，剛好是五十年。目前對基因的瞭解，以及未來可能應用
的範圍到底有哪些呢？

8.1.1　基因檢測疾病

目前我們對疾病的診斷，通常是等病人發病後，再經由其症

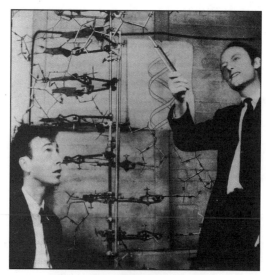

圖三十六　華特森和克立克

狀、身體檢查和實驗室檢查，來加以診斷並治療。

由於有些基因的變化是單一基因的突變，而且有了這種變化，在一生當中一定會發病，這樣就可以經由檢查基因序列變化，在未發病前，甚至在胎兒時就可以預測未來誰會發病。

例如遺傳型的甲狀腺髓質癌，將家族中已知患者的基因定序出來，例如通常在染色體第十對RET原致癌基因，外表現子11，密碼634的地方，由TGC轉變成TTC或GGC。知道以後，對家族中的每一位成員都做這部分的檢查，如果有這樣的變化，則即使現在沒有發病，未來也一定會發病。這樣就可以及早將甲狀腺切除，以防止出現甲狀線髓質癌後，因轉移而使手術無法將癌組織切除乾淨。此外也不用一直作腫瘤標記的檢查，或作其他檢查，來看看什麼時候疾病表現出來。因此基因檢查可說是一勞永逸的方法。

不過這也常牽涉到醫療倫理和保險上的問題。由於基因檢查的結果陽性，保險公司可能拒絕接受加保，而且有些疾病即使檢查出來，目前的醫療科技仍然一籌莫展，這時就得一直擔心害怕。因此基因篩檢對這些人是幸或不幸，就很難說了。

8.1.2 基因治療

基因（DNA）在染色體裏面，經由轉印成RNA，再由RNA轉譯成蛋白質，然後經由蛋白質來發揮細胞功能。如果基因發生缺損或突變，就無法製造正常的蛋白質，或是製造出異常的蛋白質，這時可能導致疾病。

基因治療就是一種校正基因異常的方法。最完美的基因治療就像汽車故障時哪一部分壞了，就用新的零件將之替換。可是要

　　做到用正常的基因在恰當的地方將之替換，其實並不容易。因此
目前常用的作法是盲目的將正常的基因插入基因體內，替代不正
常的基因來發揮功能。

　　此外，為了將正常的基因插入適當的細胞之細胞核內，也就
是染色體之所在，還必須依靠載體，也就是運送工具。目前最常
用的載體是濾過性病毒。這種病毒在實驗室內被改成帶有正常人
的DNA。藉由病毒可以感染人類的作用，將正常人的基因被帶入
細胞核的染色體內。

　　目前有幾種病毒被用來作基因載體，包括反轉病毒
（Retroviruses）、腺病毒（Adenoviruses）、腺相關病毒（Adeno-
associated viruses）和單純疱疹病毒（Herpes simplex viruses）。

　　單純疱疹病毒主要感染神經，腺相關病毒則針對染色體十
九，而腺病毒則感染呼吸道、腸道和眼睛，利用這些特性，可以
將基因帶到特定部位。

　　除了將病毒作為載體外，最簡單的方法是直接將基因種到標
靶細胞，但因只能侷限在某些組織，且需大量的DNA，因此並不
實用。另一種方法是用化學方法將基因連接到特定的分子，能與
特定的受器結合，然後被細胞膜吞噬，送進細胞核內，但其效果
有限。

　　還有一種方法是做一個人造的第四十七號染色體，讓它自動
的站在正常的第四十六號染色體旁邊，這時可以帶大量的基因，
而且身體的免疫系統也不會攻擊它，問題是這麼大的分子很難送
到標靶細胞。

　　其實科學家早在一九九〇年就開始進行基因治療，但到現在
進展仍然十分有限，一九九九年更遭遇到一個大挫敗。那是一個
十八歲，叫葛新格（Jesse Gelsinger）的年輕人，他參加一個鳥尿

酸轉羧酶缺乏（ornithine transcarboxylase deficiency, OTCD）的基因治療臨床試驗。不幸的，在開始治療四天後，就死於多重器官衰竭，其原因可能是身體對用來作為載體的腺病毒，產生了嚴重的免疫反應。

另外一件重大的打擊發生於二〇〇三年一月，因為美國食品藥物管理局下令暫時停止利用血中幹細胞的反轉病毒作為載體，來進行基因治療。會做如此決定的理由，是因為在法國進行氣泡娃娃症的基因治療，也就是將X-關聯嚴重免疫缺乏症（X-SCID）的小孩，變成具有抵抗力，而可以不必關在無菌室內。雖然初步成功，小孩也具有了抵抗力而脫離無菌室，但不久之後，第一個小孩產生白血病，第二位也於二〇〇二年八月出現相似的情形，因此決定終止這種基因治療。

為什麼基因治療不容易成功呢？其中一個理由是種進去的基因必須持久，且要穩定。但體內許多細胞是快速分裂的，這樣種進去的基因就不持久。另一個重要的因素是免疫反應，用載體運送基因入體內，會被身體的淋巴球看成是外來的入侵者而加以攻擊。另外由於載體通常使用病毒，雖然是很好的選擇，但可能發生毒性，使身體對它產生免疫和發炎反應，這些都是令人擔心的。

更令人頭痛的是，很多疾病並不是單一基因造成的異常，而是許多基因所致，例如心臟病、高血壓、阿茲海默氏症、關節炎、糖尿病等，使得基因治療更為困難。

雖然如此，最近仍有一些進展，例如美國洛杉磯加州大學利用聚乙烯二醇（polyethylene glycol）來包基因，叫作脂質體（liposome），可以讓基因進入腦細胞，這樣就可能治療巴金森氏病。

　　另外科學家也發明出干擾RNA的物質，讓它不要製造異常的蛋白質。修補傳訊者RNA的新基因治療法也在開發中，可以用來治療地中海貧血、肺的囊狀纖維化，和某些癌症。而微小的二十五奈米，可以載送治療性DNA的脂質體也已發展出來，它可以穿過細胞核的小孔。此外，老鼠的鐮刀型貧血症的基因治療也已得到初步的成功。

　　總之，基因治療雖已進行了十多年，也遭遇了很多挫敗，且離實際運用仍有一段距離，但仍具有美好的遠景。不過在倫理上、醫療費用上的考量，仍有進一步深思的地方。

8.1.3　基因與藥物之選擇（Pharmacogenetics）

　　吃藥後誰會產生副作用，在以前常常是不可預測的，必須在吃藥後出現過敏，或不舒服的症狀，這時再停藥或改變劑量。

　　其實產生這些副作用的原因，和個人基因的不同有密切的關係。例如交感神經接受器的量，在種族、甚至個人，由於基因變異大，接受器的量也因此不同。因此在美國人使用交感神經阻斷劑時，可能要用較大的劑量，在台灣人則可以使用較小的劑量就可以達到效果。

　　又如藥物的代謝常常牽涉到細胞色素P-450（cytochrome P-450，CYP）系統，這個酵素的作用是由五十七個基因決定的。

　　例如CYP2基因家族，與50％我們經常使用的藥物的代謝有關。而CYP2D6基因的各種變形，決定止痛劑codeine、止咳劑dextromethorphan和交感神經阻斷劑metoprolol的作用強度。對5％至10％的白人而言，codeine可能沒有止痛效果。而服用同樣劑量的抗憂鬱藥nortriptyline，血中濃度個人差異很大，則與每個人的

CYP2D6的基因數（0-13）有密切的關係。

　　現在漸漸生產出各式各樣的基因晶片，只要萃取出DNA後，往晶片上一放，就可以看出各種影響藥物反應的重要基因的變化為何。據估計，未來一次檢驗大約需要一千美元。由於人的基因是不會變的，所以一生只需要做一次，就可以預測許多藥物使用後呈現的反應為何，因而作正確的選擇。這就像使用抗生素，可以在培養皿內先做細菌對各種抗生素的反應敏感測試，然後再選擇最適當的抗生素一樣。

　　現在最重要的工作是研究預測各種藥物藥效和副作用的基因變化，至於晶片的製造，已不成問題。

8.2　幹細胞的應用

　　幹細胞依其來源可以分成兩大類：一是胚胎幹細胞，一是成人幹細胞。那麼什麼是幹細胞呢？意思是說它具備可以轉變成很多種不同功能的細胞的能力，例如幹細胞可以轉變為神經細胞、心臟細胞、分泌胰島素的胰島細胞、紅血球、白血球等等。

　　其實二十多年前人類就從老鼠的胚胎取得幹細胞，直到一九九八年十一月，美國的科學家詹姆斯·湯姆森（James Thomson）才在培養皿裏，從十四個三至五天大的受精卵（芽泡）的內層（大約三十個細胞），培養出五個細胞株，可以供大家做研究。

　　到底幹細胞有什麼迷人之處，有什麼重要性呢？主要是因為幹細胞可以不斷的在培養皿裏培養數個月、數年，可以一再的分裂，且保持同樣的性質。當我們加上特別的因子，就可以往特定的方向轉變，而發展出特別的細胞。

　　舉例來說，巴金森氏病是很常見的神經退化性疾病，六十五歲以上的人大約有2%會出現這種疾病，症狀是手在休息時會發抖、人的頭會向前傾、走路時愈走愈快、表情變得呆滯。引起這個疾病的原因，與腦部裏面分泌多巴胺的神經退化有關。

　　現在科學家已經能製造出罹患巴金森氏病的老鼠，此外他們也將基因Nurr1種入老鼠的胚胎幹細胞，使其轉變成可以分泌多巴胺的神經原，然後將這些細胞種到罹患巴金森氏症的老鼠腦內，這樣就可以因為再度分泌多巴胺，使老鼠的疾病症狀改善。同樣的道理，未來也可以用在人類身上。

　　此外罹患第一型糖尿病的病人，他們體內的胰臟無法製造胰島素，未來也可以利用將幹細胞轉變成分泌胰島素的細胞，再種到病人身上，這樣這些細胞可以感覺血糖的高低，分泌胰島素來改善糖尿病。其他像老年癡呆症、心臟衰竭等等都是適用的對象，可以利用種入神經細胞、心肌細胞來治療疾病。

　　幹細胞也可以用來轉變成特殊的細胞，用來測試藥品的作用，這樣就可以比較容易篩檢哪一個是我們需要的藥物。

　　此外幹細胞的研究也可以瞭解人的胚胎發育過程，這是不能在人的子宮內進行的實驗，或從別的動物模式直接得到的。經過這樣的研究，可以避免或治療不正常的胚胎發育，也可以經由測試藥物對它們的影響，來瞭解藥物可能的致畸胎作用。

　　不過胚胎幹細胞的取得雖然常常來自人工受精多餘不要的受精卵產生的芽泡，但是這常常牽涉到倫理道德的問題，也要考慮產生的幹細胞轉成的特殊作用的細胞，在種入人體後可能產生排斥，因此想說是否可以從病人身上直接取得幹細胞，再去培養。

　　雖然現在已經證明成年人身上，某些地方也有幹細胞，例如骨髓，甚至腦部。可是胚胎幹細胞很容易培養，也可以產生大量

的細胞,而成人幹細胞則比較不易培養出大量的細胞,和長期的繁殖。

　　幹細胞的研究和應用似乎充滿了遠景,可是誠如一九九八年十一月在《科學》期刊上首先發表如何培養人類胚胎幹細胞的湯姆斯所言,雖然醫學上幾乎沒有任何一個領域不與這個新發明有關係,但要真正能應用在治療巴金森氏病、糖尿病等等疾病時,即使在最好的情況下,可能還需要十年左右的光陰。二〇〇一年八月九日,美國總統布希宣布,允許科學家用國家的經費,研究在總統宣布前已經培養出的幹細胞株,這也是在這一方面很重要的助力。

8.3　手術機器人

　　一九九〇年代腹腔鏡手術完全改變了傳統的手術方式。過去膽結石手術時必須在肚子上劃一條很長的傷口,切開肌肉,看到膽囊後加以切除再縫合。手術後不但住院的時間較長,由於腹部的傷口大,病人也較疼痛。現在利用腹腔鏡手術,只要在腹部打三個洞,提供手術者觀察和操作儀器的空間,則不但疼痛減少,傷口漂亮,病人也可以在第二天就出院。

　　最近由於機器人的發明,更可以大大減少外科醫師的心理上和身體上的壓力。

　　目前的外科機器人包括三個系統。一個是外科醫師坐著操作的地方,就像打電動玩具一樣;一個是視覺系統;一個是手術系統。手術系統就是機器手臂,置入病人的體內,就像內視鏡手術一樣。視覺系統則經由內視鏡提供病人體內的影像。而手術者坐

在位置上，看著影像，利用腳踩、手控，甚至聲控來操縱機器手臂的動作。

例如目前已有的達文西機器（Da Vinci™），以文藝復興時期的大發明家達文西為名。它不但有上述的功能，還可以將操作者因為緊張而造成的手抖過濾掉，讓手術得以順利進行。而且配備有高品質的三度空間立體內視鏡，讓手術者能清楚的看到影像。

另一個廠牌叫宙斯（ZEUS®），以天王宙斯為名。有聲控操作，還提供遠距離遙控手術，也就是可以讓手術者在遙遠的地方與在手術室的同事合作，經由視訊電傳來開刀。日本也發展出第一套手術機器人手術，叫Naviot™。它提供了可以前進後退（zoom），放大影像的內視鏡配備。

目前的研究看來，達文西系統似乎比宙斯系統在某些地方有較優越之處，其所需的手術時間較短。例如腎上腺切除，前者只需12.2分鐘，後者則需26.0分鐘。而腎臟切除，前者為42.1分鐘，後者為61.4分鐘。

現在加上電腦斷層或核磁共振造影所產生的兩度或三度空間影像，外科醫師更可以將病人精確的定位。過去美國食品藥物管理局在一九八二年核准了伽瑪刀上市，一九八七年其設備又獲得核子管理委員會的批准，而於一九八七年在美國匹茲堡第一次用來治療腦部腫瘤的病人。當時宣稱是不用切開皮膚的腦部外科手術，主要是利用放射線來殺死腫瘤細胞，而且可以精確定位。但伽瑪刀對大的腫瘤仍有其限制。

現在機器人手術仍須切開皮膚，但在手術前就利用上述的影像做三度空間的模擬和定位，因此可以正確的切除腫瘤或病變。有趣的是它的應用範圍愈來愈廣，例如可以不必像傳統手術切開胸部，而是利用腹腔內視鏡同樣的原理，經由進入胸腔，然後將

內乳動脈取下,利用它接在冠狀動脈,在心臟做冠狀動脈繞道手術,來治療冠狀動脈狹窄。這使得過去要讓心臟停止跳動才進行的手術,現在可以在跳動中的心臟動手術。

在胸腔方面,可以做胸腺瘤的切除、治療肺癌的肺葉切除,治療手部多汗症的交感神經切除。至於乳房,除了切除腫瘤外,由於初期的乳癌,常在局部復發,因此可以在拿掉腫瘤後,利用機器手臂引導手術中電療,這樣可以避免電療到整個乳房。在腹部方面,膽囊切除、胃切除、脾切除、胰臟切除,大腸腫瘤切除,都是機器人可以做的。

在泌尿科方面,前列腺切除、腎上腺切除、腎癌、前列腺癌的切除,或腎臟移植時,取下捐贈者的腎臟,都是其應用範圍。在婦產科方面,子宮切除、輸卵管卵巢切除、卵巢轉位,都已經用機器人做過。卵巢轉位手術的原因,主要是為骨盆腔電療時,為了保存卵巢的功能而移動位置。此外子宮肌瘤在還未大於十公分時亦可以使用。

在小兒科方面,用機器人做手術現在也已十分普遍。例如隱睪(睪丸沒有從腹部下降到陰囊),腎上腺癌時之腎上腺切除,原因不明性血小板缺乏引起之紫斑症時之脾臟切除等等。

在皮膚科方面,自動化的機器人雷射掃瞄裝置,可以治療母斑和血管增生不良,可以達到較不痛、較便宜,且不會有增生性疤痕之效果。此外利用影像分析系統,可以得知黑色素瘤的範圍,再加以治療。

過去對於食道、胃和十二指腸的病變可以用上消化道內視鏡觀察,對大腸之變化也可以利用大腸鏡技術,但對小腸之病變則不易知道。現在有一種膠囊內視鏡,也就是讓受檢者吞下一顆長2.6公分、寬1.1公分之膠囊,裏面裝有攝影機和定位系統,外面

則放置資料蒐集器，這樣就可以觀察到小腸的影像。

由於電腦的進步，影像處理的進步，再加上工學的配合，使用機器手臂來手術已經從遙不可及的夢想，漸漸變成一種常態手術。而外科醫師體力的耗費和壓力得以減少，手術的精確度增加，這都將漸漸實現。

8.4　人工器官

器官衰竭有些是暫時性的，有些卻是永久性的。暫時性的可能用一些方法讓病人度過危險期，等其功能恢復即可，永久性的則要做器官移植。可是在目前的情況下，等待器官移植的人多，而能夠供應的器官卻嚴重短缺。

通常器官的取得來自腦死者的捐贈，甚至是死刑犯者的大徹大悟而作出的器官捐贈，但這些畢竟來源有限。另外一類則是來自親屬捐贈，例如人有兩個腎臟，可以捐出一個，剩下的還可以負擔足夠的功能；或是可以只捐出一部分的肝臟，剩下的還可以再長回來。但這樣做，有可能因為手術妨礙到捐贈者的健康，也有人在礙於情面下不得不捐，或居於需要金錢而暗地裏賣器官，這些都牽涉到醫學倫理上的問題。因此如果能夠發明人工器官來代替衰竭的器官將是很有意義的一件事。

為腎衰竭病人洗腎是大家耳熟能詳的，而近代人工器官的發展也開始於此。一九四四年醫師寇爾夫（Kolff）和工程師柏克（Berk）於北歐醫學期刊發表人工腎臟的作法，也就是現在的血液透析的前身。當時他們使用三十公尺長的賽珞芬管子，纏繞在一個旋轉的鼓上面，成功的為一位尿毒症病人血液透析二十六天

（圖三十二）。一九五四年穆瑞（Murray）和其同事，開啓了腎臟移植的時代，不過當時為了避免排斥，他們在同卵雙胞胎間做移植，一直到一九五九年才第一次做異體移植。

第一次人的心臟移植是在一九六七年，由南非納德醫師開始做的。而人工心臟的設計出現於一九七〇年代。但直到一九八二年，DeVries才頭一次成功的利用人工心臟讓病人活了一百一十二天。

現在對人工做成的機器或設備的研究，可以說到了全盛時期，例如心臟節律器，可以讓心臟規則的跳動。裝在體內的心室纖維顫動終止器，可以防止病人因突然心室纖維顫動而死亡。

現在也利用醫學工程的技巧，讓病人的平滑肌細胞和血管內皮細胞長在合成的，或天然的管狀物質上，形成人工血管。而醫學工程做成的皮膚和軟骨，則已在臨床上使用。

至於人工肝臟的發展，由於肝臟功能複雜，牽涉到合成白蛋白、肝醣和其他重要物質，此外肝臟還有排毒和代謝的作用，因此還無法做出完全可取代人類肝臟的器官，但現在已努力研究發展出暫時可以替代一部分肝臟功能的人工器官，作為等待獲得肝臟器官來移植的這段時間，維持生命的橋樑。

此外，未來幹細胞的發展，將之促成分化為具某些特定功能的細胞或組織，可以包裝在特定的膜內移植避免排斥，或直接種入體內，取代失掉功能的器官。

總之，在人口逐漸老化的現在及未來，替代失去功能的器官需求愈來愈大。這只有靠精密、有效率的人工器官的發展，才能像汽車故障時更換零件一樣方便，也才能使人更長壽、更健康。

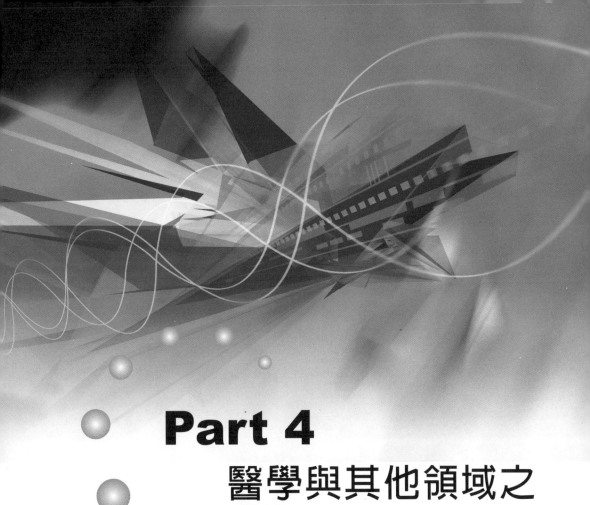

Part 4

醫學與其他領域之關聯

WHAT IS MEDICINE?

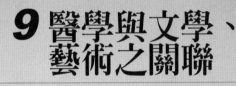

9 醫學與文學、藝術之關聯

9.1 醫學與文學

王爾德說：「文學總是涉及人生，並非抄襲，而是指出人生的目的。」人總是脫離不了生老病死，因此文學中就不乏對疾病的描述，或是疾病影響到文學的創作。

由於鼠疫對薄伽丘（Boccaccio）的影響，因此他以佛羅倫斯的鼠疫為背景，寫下那部刻薄的《十日談》。福倫拜在《包法利夫人》中，描寫艾瑪的丈夫如何為一個小孩子的畸型足開刀，與之後如何引起壞疽病而不得不把整條腿鋸掉。此外，對當時用放血來治療，以及艾瑪服下大量砒霜之後受折磨而死的景象，也有極為寫實的描述。

杜斯妥也夫斯基本身是一個癲癇症患者，在他的好幾本著作中，都有類似的患者出現，最著名的如《白癡》中的密希金王子，杜斯妥也夫斯基對他的癲癇發作，有極生動的刻劃。

至於塞凡提斯的成名之作《唐·吉訶德》，筆下的主角認為一個武士最主要的條件是要能夠熟知醫術，尤其是植物學，以便能利用這些草藥或簡單的方法去療傷。唐·吉訶德就是用草藥醫好了許多外傷，並且花費了很多時間，想找出一種治百病的萬靈丹。

而醫生兼作家的也比比皆是。醫生筆下的作品，尤其是小說，之所以獨創一格，主要是因為醫生對人類天性的體察有特殊的才能。之所以能夠做到這樣，是因為在行醫當中，已經培養出敏銳和正確的觀察力。

柴霍甫（Anton Chekhov）在開始寫作生涯之初，有人慫恿

他放棄醫生的職業，他回答道：「醫學是我的合法太太，文學只不過是我的情婦而已。」不過他又補充說：「醫學確實相當擴展了我的觀察領域，而且使我認清了事物的真正價值。這種價值只有醫生才能瞭解。」

　　不過蘇格蘭作家，柯南・道爾，在經過十年不得意的行醫生涯之後，便放棄醫學，全心全力致力於文學的創作。他創造了《福爾摩斯》這部偵探小說，帶給他不朽的名聲。

　　醫生兼文學家的毛姆，把醫學上的觀察和文學藝術綜合起來，融進那些以自己的學生時代生活爲背景的小說中。在《人性枷鎖》中，他以男主角的畸型足去解釋其自卑感及行爲。雖然毛姆很早就從醫業退休，但卻注意到每位作家都應該要有充分的生理學和心理學知識，才能瞭解文學如何和人類的心靈與肉體相通。

　　中國唐代的詩人與山水畫家王維，在十四歲那年就通過考試而成爲醫生；妻子逝世後，他便歸隱山林，寄情作詩與繪畫。

　　濟慈（John Keats, 1795-1821）（圖三十七）自幼家境貧困，後來跟隨外科醫生當學徒。二十一歲那年，在英國蓋氏醫院當外科助手，這年他也以優異的成績通過藥劑師執照考試。由於有感於自己不適合當外科醫生，一方面也因罹患肺結核而認爲自己將不久於人世，所以放棄行醫，而投身於詩的創作，例如很有名的「月

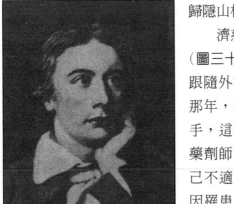

圖三十七　濟慈像

鷥」便是他的作品，他進行創作一直到一八二一年去世為止。

　　有一些醫院也將詩當做輔助治療工具，就如同音樂治療。詩人格列佛曾說：「一本編纂良好的詩選就像是具備有各種藥品的藥房，可以提供給廣大的心理患者。而且除了治療，還可以收到預防之效。」

9.2　醫學與音樂

　　在古老原始的希臘文化，音樂是人們用來表達宇宙間和諧的藝術。一個部落裏的人害了病，往往求救於巫醫，巫醫便吟唱治療之歌或詩來驅逐破壞的力量，或重建有益的力量，如此病人便能恢復他與自然間的和諧。在希臘的兒童教育課程中，音樂是最基本的，因為如此才可培養和諧的性格。

　　舊約聖經中記載音樂用於醫療，最著名的是大衛的故事。他帶著豎琴去見沙烏爾王，以音樂的演奏喚起他的精神，使之不再憂鬱。聖經中記載人類首次嘗試用應答唱歌，是在摩西的姊妹米妮安引導以色列婦女感謝上帝，保佑他們安渡紅海的時刻，因此猶太人的生活時時充滿了音樂。

　　希臘哲學家對音樂的力量所提出的理論在文藝復興時期重新受到重視，外科醫師柏雷推薦將音樂應用於治療蜘蛛咬傷、痛風與坐骨神經痛。在努力對抗流行病的那個時期，音樂欣賞被用來消除「心靈意外事故」，諸如憤怒、憂慮、痛苦、用腦過度，這些可能帶來疾病的精神狀態。

　　十八世紀盛行的美聲唱法，深為聽眾所喜愛，他們以聲樂巧妙地表現作品的情境，醫師們則照顧他們的聲帶。外科醫生被請

來為音色美好的男孩動閹割手術，避免到青春期時變聲，使他們成為男唱女聲的歌唱家（閹伶），專門演唱男聲女高音，或男聲女低音。最著名的閹伶是法理奈利（Farinelli，有介紹他的電影），一七三六年西班牙的王后伊麗莎白曾召他到皇宮，用唱歌治療夫婿菲立普五世的憂鬱症，持續十年，直到菲立普去世。

隨後醫師紛紛寫作有關音樂的醫療效用，羅格醫生於一七四八年出版了一本研究音樂節奏、旋律、和聲法對心靈的作用。羅格要求當時的作曲家刪除作品中的裝飾音，認為這種聲音只會減弱音樂的效果，並希望他們寫作深刻的作品，以激起人們的情感。

而醫師本身也常是音樂的演奏家或研究家，以種牛痘預防天花而聞名於世的琴納，能演奏一手優美的小提琴與長笛。發明眼底鏡的赫姆霍茲醫師在一八五○年至一八六○年間首先開始研究音樂的物理學和生理學原理，並在一八六三年出版了革命性的著作《音感論》。赫氏是熱心的音樂會聽眾，也是知識廣博的音樂評論家。他的學生描述他的實驗室說：「像一幅擺著各種物理儀器和舊提琴、法國號的靜物畫。」不過布拉姆斯並不喜歡他以科學的方法研究音樂，有一次在看完他的實驗之後，就稱他是音樂的外行，打發他走。

赫姆霍茲認為音樂是一群連續不斷的規則性聲波，具有固定的相位和陪音。其陪音和基調之間有特殊、和諧的頻率比。而噪音則由一群不規則、沒有固定相位的聲波構成，其陪音不和諧。他甚至在小風琴上隨意彈出純音調，然後加上陪音作示範。

一般認為小調的效果是悲傷的。二十世紀的實驗研究顯示，音高與強度，比音調更能引起情感的反應。小調的樂曲如果以高音域大聲演奏，也能激起愉快的反應；而大調的構曲，選擇低音

域演奏也會令人悲傷。

在聽幻覺的病例裏，病人聽到的是不眞實的主觀音樂；這往往併發於耳疾，等痊癒之後就自然消失。在音樂史上著名的例子是舒曼，他去世前幾年受盡始終只聽到「A」調的折磨，終於精神病發作而死於病院。

二次世界大戰之後，音樂在協助醫療上有了更廣泛普遍的應用，包括心理治療、復健、職能治療、輔助麻醉、緩和緊張、解除焦慮和恐懼等。而醫師又兼音樂家的名人之一，是遠赴非洲蠻荒服務的人道主義者：史懷哲醫師，他是外科醫師，也是風琴和巴哈音樂的權威。

另外有些人是放棄醫學，改習音樂的，例如白遼士（Hector Borlioz），其父爲醫師。美國指揮家之父，丹姆羅斯（Leopold Damrosch）也是從醫學轉習音樂。而克萊斯勒（Fritz Kreisler）自幼即顯露其演奏小提琴的天才，長大後攻讀醫學，然後又改習音樂，最後成爲世界上首屈一指的小提琴家與作曲家。

當醫師因診療而身心俱疲時，音樂是很好的調劑，可以使醫師恢復愉悅的精神而繼續工作，音樂也可以穩定病人不安的心情，因此整型外科和牙科治病時，皆放輕鬆的音樂。音樂也能給予慢性病患莫大的安慰和勇氣，使他們能與疾病作長期的抗戰。

9.3　醫學與繪畫

古埃及的畫家似乎沈迷於醫學題材的繪畫，西元前三千年薩卡拉陵寢的淺浮雕，已經描繪出手、腳的外科手術，以及割包皮（圖三十八）、按摩術，與分娩。

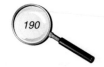

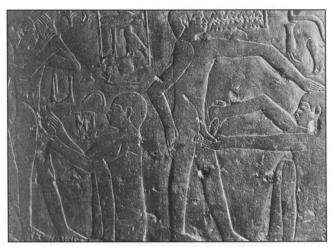

圖三十八　古埃及薩卡拉陵寢的淺浮雕

　　希伯克拉底時代的希臘，藝術和醫學產生了歷史上首次的大結合。藝術家雕刻出純粹的形體美。雖然對屍體解剖心存恐懼，但這時期的畫家和醫師卻已經掙脫大多數的早期魔法醫術和符號主義，開始採用一個個的人體作爲他們研究的對象。但到了中世紀，解剖圖又變得死板、抽象化（圖三十九）。

　　直到文藝復興時期，又開始從事人體結構和機能的研究，再次引起醫學和藝術的結合。例如米開朗基羅（1475-1564），除了使用活人當模特兒外，還向掘墓者購買屍體來解剖，創造具有張力和動力的肉體。他在工作室裏，靠著插在屍體肚臍上的蠟燭光，研究人體外在形狀和內部構造。

　　達文西則開拓了解剖繪畫的新紀元，主張只有詳細的觀察，以及精確描繪身體的各個部位，才能發現肉體構造的作用。他和解剖學家馬克·安東尼奧·德拉托烈醫生（Marc Antonio della

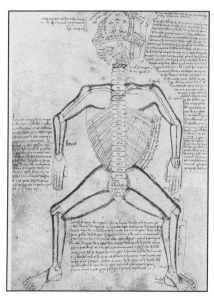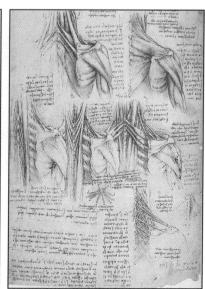

圖三十九　中世紀的醫學解剖圖　　　圖四十　達文西的解剖圖畫

Torre, 1478-1511）合作，在羅馬聖靈堂的停屍所工作。達文西解剖將近三十具屍體，蒐集了一千副以上的骨骼。達文西曾計畫編排一本解剖學百科全書，後來因為合夥人德拉托烈醫師去世而做罷，他的作品（**圖四十**）一直到十八世紀才在英國溫莎堡圖書館被發現。

　　一五四三年在巴黎與帕度亞（Padua）受過醫學訓練的維薩里（Vesalius, 1514-1564）出版了他的名著《人體構造》（*De humani corporis fabrice*），產生了繪畫與醫學最聞名的一次結合（**圖四十一**）。這是第一本有完整插圖的人體解剖學教科書，贏得「醫學史上最重要的書」以及「最完美的藝術作品之一」等等美譽。

　　在這本書裏，維薩里以許多插圖成功地輔助他的說明；有些

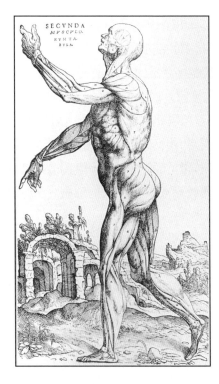

圖四十一　《人體構造》中的插圖

插圖的完成要歸功於卡爾卡（Stephen van Calcar），他是威尼斯畫派提香（Titian）的學生。這位藝術家必定曾詳細審視過屍體的解剖。

　　維薩里本身也是個了不起的繪圖者，我們有充分的理由相信他曾畫了許多解剖學的素描作為插圖的底稿。如果對這本書的刻版加以仔細檢查，可以發現插圖的風格不一，因此推測應該有幾位藝術家共同參與這項巨作。維薩里自己也承認僱用了幾位繪圖者，當然有幾幅插圖出自他自己的手筆。這本劃時代的書聚合了所有文藝復興時期畫家的創作才能，同時也替解剖學奠定了堅牢的基礎。

　　隨著十八世紀和十九世紀印刷術和製版的不斷改進，更爲複雜的解剖學圖能夠翻印。以精確的圖解著稱的例子有：卡爾達米（Caldami）的《解剖學》，替德曼（Tiedemann）的《子宮神經圖解》，威廉·亨特的《受孕的子宮》（The Gravid Uterus）。

　　不過到了二十世紀，繪畫和醫學卻分道揚鑣。繪畫過去熱衷的是精確的描繪人體的美麗形狀和光影變化，如今卻走向抽象的立體主義，甚至看不出任何形體；而醫學也鑽研到強調細節的科學精確性裏，將人體分解到最細小的成分——細胞、分子和基因。

　　超現實主義或許是繪畫與醫學間最後的結合，其原動力大半要歸功於精神科醫師佛洛依德（Sigmund Freud, 1856-1939）（圖四十二）開創的心理分析理論。超現實主義者，例如代表畫家達利（圖四十三），宣稱眞正的藝術發自藝術家內在的潛意識和豐富的幻想（圖四十四），雖然離開了解剖學，卻投入精神醫學的懷抱。

　　現在繪畫也被作爲疾病的一種治療方式。病人透過繪畫來表達他們的觀念，發洩他們的情緒，尤其是那些行動受到限制的病人。繪畫創作能消除病人心理上的失調，排遣時間，並且促進疾病的早日痊癒。

　　繪畫在精神醫學方面有治療和復健的功能，也可以幫助精神疾病的診斷。利用繪畫，心理失調的病人可以經由學習如何處理線條、顏色、透視等形態上的關係，從而進一步學習如何面對現實。有些精神病患無法利用語言與外界溝通，但仍然保存著創造的衝動，他們可以透過繪畫來取得與外界的聯繫。繪畫使精神病患得以將他的潛意識轉變成象徵性的形式，也給與精神醫學家治療上重要的參考資料。例如精神分裂症患者的畫通常呈現擁擠而

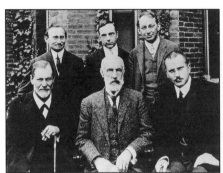

圖四十二　佛洛依德像（前排中央）

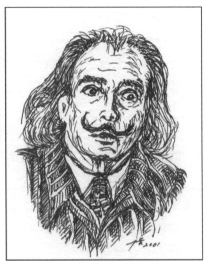

圖四十三　畫家達利

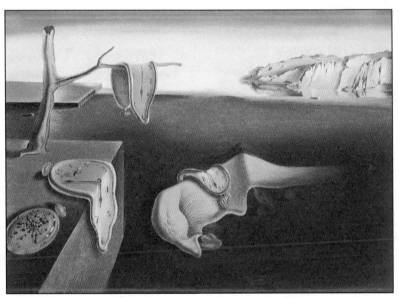

圖四十四　記憶之永續。畫家表現出自身的潛意識與幻想

195

絲毫不留空白的畫面、固定不變的僵硬形狀、異常豐富的符號等等。

繪畫也在現代醫院的設計和裝璜方面扮演著治療的角色，影響病患和工作人員的情緒。近代護理學的創立者，佛羅倫斯·南丁格爾（Florence Nightingale, 1820-1910）在一八六二年說過：「美麗的東西，尤其是多彩的顏色，對病患所產生的影響罕有人能瞭解……有人認為這種影響只針對病人的心靈，殊不知它們也影響病人的肉體。」例如在小兒科方面，輕快的顏色可以激起孩童欣快的感覺；接待室漆以涼快的色調；整型外科室裏使用溫暖輕快的顏色；物理治療室則使用柔和休息的淡色，走廊和休息室裏則飾以興奮的色彩，可以鼓舞病患早日接受步行的訓練。許多現代化的醫院在房間、門廊和走廊裏懸掛圖畫，製造一種溫暖而親切的氣氛。

用圖畫來表達疾病的變化，有時比文字說明還清楚。美國神經外科開山始祖哈維·庫欣（1869-1939）經常鼓舞醫科學生培養他們的藝術才能，他說：「畫個挫傷比口頭描述它還容易。」

美國醫學畫家法蘭克·奈特醫師（Frank Netter）的《醫學圖譜》在近代也許是最著名的。他是紐約大學醫藥學校的畢業生。他用圖畫說明各種疾病的解剖學、病理學，和病人外觀的變化，是筆者醫學生時代（1968-1975）很重要的參考書，也是許多老師上課時經常使用的幻燈片教材。

9.4　醫學與美學

　　人的審美標準其實一直在變動著。從半浮雕與壁畫我們得知古代埃及人與米索不達米亞人身材苗條。而唐朝的中國女人正好相反，後者通常被畫成肥胖、甚至臃腫的相貌，例如楊貴妃（西元719-756年）。而埃及人最喜愛的身材是直立、寬肩、腹部平坦而骨盆較高的。

　　西元前一八〇〇年左右的米諾（Minoan）文明對女性美所持的標準是這樣的：細細的腰、彎彎渾圓的骨盤、柔軟的手臂與小腿，這個標準後來演變成典型的希臘美女型，也就是希臘愛與美之神愛弗蘿黛蒂（Aphrodite）雕像所呈現的美。至於男性方面，紀元前五世紀的理想身段比較傾向方形，後來的雕刻家像帕拉西泰來斯（Praxiteles）將這種形式修改成較具有優美曲線的阿波羅型。

　　中世紀富人的審美標準可以說是生活狀況下的產物，當時讚美的瘦削、蒼白的面貌是貧血與缺乏運動的結果，而當時的繪畫中人物的脊柱前凸，加上對於小巧、少女式的乳房的偏愛，似乎告訴我們當時的人營養不良。可是靈巧的中世紀女人卻將她們體型的缺點轉變成「美」的準則，使得當時的抒情詩人為她們讚歌，而騎士們為了贏得美人的青睞，熱情地在馬上比武、互較高下。

　　到了文藝復興時期，婦女們從城堡的陰鬱生活掙脫出來，一下子變成了魯本斯（Rubens, 1577-1640，荷蘭畫家）（圖四十五）畫中所呈現的豐滿嬌媚的女人。而粗魯、肌肉結實的中世紀男

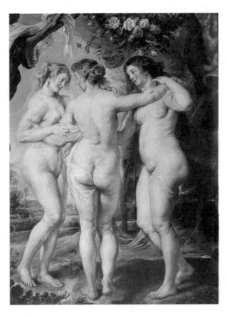

圖四十五　三美神，魯本斯的畫

人，到了文藝復興時期轉變成穿著整潔、袖扣齊全、褲管挺直的紳士。

　　十九世紀的男女審美標準明顯地分為兩個不同時期。最初半個世紀的理想男性美以拜倫爵士為偶像。他的鬍子剃得乾乾淨淨，睜著一對明亮大眼睛的瘦長的臉，性感的雙唇混雜著浪漫的憂鬱，和燃燒的熱情。女性方面則崇尚纖纖柳腰、脖子細長的姿態。在十九世紀的後半又有了改變，維多利亞式的男性美有著強壯、肥胖的身體，雙腮蓄著大方、神氣的鬍子。女性方面仍舊流行束得緊緊的腰和蒼白的膚色。但在豐裕的維多利亞王朝後期與愛德華王室時代，女性美的標準變為「肉感」與「裝扮華麗」，於是到處可見堅挺的乳房與幾乎滿是脂肪的臀部。

　　為了追求美，人類曾經採取一些不可思議的方法。古老的埃

及人定期禁食與服用瀉藥；女人則每週吃三次曬乾的無花果。希伯克拉底開過美容處方，包括將大麥製的麵包卷泡在酒裏作早餐，鹹魚、火腿、麵包與酒作午餐，魚或牛肉、蔬菜與水果則爲晚餐。羅馬的婦人經常禁食以保持身段，她們經常服用所謂的「長生不老藥物」以及春藥；梅莎林娜（Messalina，羅馬皇后，以淫蕩著稱）最喜愛的長生不老藥物叫作Satyricon，其實是睪丸。

中世紀的婦女爲了消除臉上的皺紋與皮膚的瑕疵，經常吃大蒜，喝豆漿；爲了使雙眼清澈明亮，她們把櫻桃樹的樹汁溶解在酒裏喝。

文藝復興時期的女人爲了得到「膚色潔白比賽」獎（伊麗沙白女王訂立了這項比賽的標準），在食物中加入細砂、灰，以及牛油。

二十世紀三○年代，有些醫師採用不食不動的減肥法，名之爲「愛爾芬減脂肪劑」（Elfin Fat Reducer）或曼尼金茶（Manikin Tea）的誘人減肥藥物，說穿了都是某種瀉藥、利尿劑，或利用甲狀腺素與Dinitrophenol來促進新陳代謝功能而減輕體重。即使到現代，許多不肖的所謂減肥名醫仍然這麼做。

四○年代盛行的美容食譜是海恩醫師（W. H. Hay）設計的。它根據一個基本理論訂定：有些食物不宜同時食用。比方澱粉類與糖類可以一起吃，但不宜與蛋白質或酸一起食用；脂肪、澱粉、天然糖類與蛋白質類只宜攝取少量；再製的糖和澱粉則不宜攝取。

當時廣爲流行的另一種食譜是「好萊塢十八日食譜」（Hollywood 18-day diet）。每天攝取的熱量是五百八十五卡，蛋白質爲三十三克，以及微量的脂肪、碳水化合物、鈣、磷、鐵與維

他命。結果體重筆直下降，導致成群的婦女看醫師，因為她們頭痛、不安、疲弱、虛脫；許多年長的婦女發現減輕體重不但沒有較美，反而是造成憔悴、肌肉無力，和皮膚皺縮。

後來又出現的減肥食譜是一種九百卡液體食譜。每天三餐中一、兩餐採用該食譜，或是一兩週中有兩、三天全日三餐使用；該食譜營養豐富，含有蛋白質七十克、脂肪二十克，碳水化合物十克，以及不可缺乏的維他命與礦物質。

除了食物和所謂的減肥秘方之外，人類為了美容，也鍛鍊體格。有關鍛鍊身體的最早記載在米諾文化（西元前三千年至一千五百年希臘克里特島的文化）可以看得到。當時的人以公牛為對手，練習技巧高深，危險性大的特技。希臘人視體格的鍛鍊為最高成就，他們的競技場就像市場一般，整天絡繹不絕。追求美的熱情使他們將鍛鍊身體與音樂相提並論，以期達到身心平衡發展的生活。

希臘人談到醜陋的人就深鎖眉頭，認為這是社會的殘缺：地方政府官員對於肥胖邋遢的女人一律勒令立即整飾、改進；對於姿勢不正或不雅的男人則嚴加告誡。希臘人甚至於相信，懷孕的婦女若能每天花時間模仿阿波羅神或女神愛弗蘿黛蒂的姿態，她將生出美麗的嬰孩。

羅馬人追求美的方法多數模仿希臘人，但是較不注重身體的鍛鍊。因為他們認為這會使身心疲憊、道德敗壞。年輕人雖然接受騎馬、打獵、游泳、拳擊或摔角的訓練，但是有計畫的鍛鍊或以治療為目的的體操都不在訓練範圍內。

身體的鍛鍊在十九世紀初期才重新奠定重要的地位。近代提倡體格鍛鍊之父為德國人簡恩（Friedrich Ludwig Jahn）。一八一一年簡恩在柏林創辦第一個戶外運動場，當時所採用的大多數運

動器具迄今仍被使用。跟簡恩學習運動方法的教練後來到歐洲各地，造成了鍛鍊身體的熱潮。在這時候，瑞典發展出一種不需器具的徒手運動，也傳入其他各國，蔚爲時尚。

另一個造成運動熱潮的原因是名爲「健康俱樂部」的商業性運動場所不斷地增加。它們保證對於體重不足、過多或剛好的人都可以提供健身的好處。於是參加的人愈來愈多，事實上大約60％的會員都是婦女。

健康俱樂部擁有鋪著地氈的室內運動場，掛著鏡子的牆壁，柔軟的間接光線、輕輕送入的音樂，以及豪華的裝飾。它們的練習房間掛著黃色門牌的門鈴，房裏有按摩與震動機器，以及減肥和鍛鍊肌肉的設備。此外還有蒸氣浴、日光浴、理療室以及游泳池，少數俱樂部甚至有溜冰場、保齡球場，以及電影放映室。

婦女獨有的沙龍成千成百都是減肥和重建身材的地方，那裏可供女人打發整天的時間接受種種治療，從美容體操到皮膚毛髮的奢侈保養與指甲的修飾。

有一種所謂「美容別墅」（Beauty Farm）的地方供婦女居住，那裏過的是樸素而有規律的生活，不准攝取脂肪含量多的食物和飲料，每天要做體操與運動。

爲了迎合懶於走動，而又希望美容自己的美國人，許多會震動的傢俱紛紛出籠。它們可以震動若干英呎，能幫助血液循環，鬆弛疲乏的肌肉，並且讓使用者在休息時體重也不會增加。類似這種傢俱的姊妹品是電動體操機器，它可以利用輕度的電震而強迫肌肉收縮。

雖然外在的美是很多人所追求的，但內在美的力量其實更不容忽視。千年以來的文學作品強調一種美的觀念：「外貌是心靈的鏡子。」當某個人向蘇格拉底訴說自己面目愚蠢，淫蕩好色

時，蘇氏同意他的看法，並且跟他說：「這是你的特色。除非你研究哲學，否則休想有所改善。」

　　莎翁屢次在作品中強調心理與外表之間的密切關係。大文豪愛默生（Ralpy Waldo Emerson, 1803-1882）對於美有著堅定不移的信念：「內在美的修養會表現出外在美，雄辯之才與動人的性格可以使一個外表醜惡的人變得充滿魅力。」

　　二十世紀初一位紐約醫師席帕德（Charles H. Shepard）曾經對女人的健康和美給予這樣的忠告：「培養高貴的思想罷！它們會塑造容貌。最高的美存在於表情中，而這種表情的培養需要先去掉一切低沉的心情和冷淡的感情……研讀有益的書籍會建立永恆的美的根基。聆聽音樂和培養妳的音樂才能……安分知足和高雅的幽默感，勝於所有企圖保存美麗外表的醫學探索。」

　　席柏德醫師的同事拉德森（W. R. C. Latson）醫師也說：「一個女人在十五歲時不顯得美，沒有什麼值得埋怨的；但她要是年屆四十之前尚未表露出美的話，就應該好好檢討自己。平時的心理狀態最足以促進或毀滅美。思想優美就是外表優美，美與皮膚的狀況無關；它包含了個人的整個人格。」

　　在一項對於臉部表情的研究裏，約翰‧霍普金斯大學休柏醫師（J. Huber）發現思想與情感崇高的人，其表情肌肉的收縮顯示出和諧的狀態。於是他下結論說：「一旦干擾肌肉活動的相關動作消除之後，臉部表情就會產生令人愛慕的美。」

　　當臉部的皮膚與皮下組織失去彈性後，永久性的皺紋便產生了；某些平時常常因為情感的變動而收縮的地方，產生的皺紋格外明顯，這些皺紋反映著個人逝去的日子與他目前的性格。

　　晚近的研究指出不同的情感產生不同的生理變化，這些生理變化如果一再發生，會聚集起來，出現在臉部，姿態和動作上。

比方憤怒、恐懼與憂慮,導致交感神經素分泌,造成肌肉不協
調;愛和友情產生輕度的膽鹼激性作用,帶來愉悅和促進工作效
率。內在的修養是產生美的最重要條件。只有受到悉心照顧的葡
萄樹,才能生產最美好的葡萄酒供人品嚐。

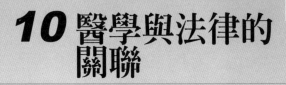

WHAT IS MEDICINE?

10 醫學與法律的關聯

10.1　醫學與法律

在塑造文明的重要因素當中，法律與醫學可說是兩個最大的主力；前者意在征服人的心靈和習俗，後者致力探討身體與其功能缺損現象。在早期社會裏，法律企圖控制醫學；但是在近代都市工業文明裏，醫學促成無數影響公共衛生的法律與條規，同時提供給法學家對於人類心理比較清楚的觀念。法律與醫學之間的關係經常是不太自然、不太調和的，首先讓我們瞭解兩者過去的關係。

第一個史上記載的醫師法出自西元前一九〇〇年巴比倫的《漢摩拉比法典》（圖七），它規定醫師酬金的給予法，以及對於行醫不當的嚴厲懲罰。依據這些條文，一個致人於死的手術可能令醫師喪失他的財物、雙手、甚至生命，這要看病人的社會地位如何而定。同一時期在祆教的聖典《火教經》（Avesta）裏出現了第一套核定醫師開業執照的法令。只有信奉祆教創造主麥芝達（Mazda）的人才能懸壺濟世，而且必須在信奉祆教徒的敵人狄瓦斯（Daevas）或魔鬼的病人身上施展他的手術技巧，才能獲得醫師的資格。

在舊約全書中，法律與醫學有不解之緣，書上首次出現管制私人與公共衛生的法條。利末記對於潔淨與不潔、哪一種食物不可食用、月經與生育的衛生措施、傳染病的預防，以及違反自然的性行為之懲罰等等都有明文規定。西元前二世紀的猶太教法典也記載著醫學與衛生的法律條文。

在古代印度的聖徒手冊所規定的法律裏，種種有關個人衛生

的規定－包括飲食的種類、沐浴、排泄物的處理、齋戒洗禮、死人火葬、婦女在月經來時與生產前後的適當行為，都有明確的記載。

在希臘的英雄時代，法律與醫學維持著相當和諧的關係。斯巴達人對於殘廢和生來畸型的孩童訂有殘酷的法律，給予他們安樂死。此外還有基於優生學觀念的限制生育法令。波斯的律法規定醫師要在指定的地區行醫，領受固定的薪俸。希臘的醫師與哲學家、科學研究者，享有同樣的自由。

羅馬最早的醫師法規制定於西元前第四世紀，它規定醫師們對奴隸施行手術時若疏忽而致死，必須負起刑法上的責任。在卡多（Cato）時代，簡單的醫療行為係由家長（Pater familias）在各個家庭裏施行。在這個實施共和政體的國家裏，法律給予醫師的特權逐漸增加，包括擁有奴隸的權利。法律也頒布了許多條例以管制廢物的清除、垃圾的焚化、住宅的通風情況、排水系統、公共浴池、以及食物的清潔。羅馬人為法律與醫學的密切合作奠立的基礎，成為日後歐洲的公共衛生法規。凱撒大帝經由正式的立法程序給予所有出身自由家庭，而在羅馬國土上行醫的希臘人「羅馬公民」的身分；繼其之後的幾位皇帝則陸續免除醫師繳稅與服兵役的義務。

中世紀醫師執照之頒發，由一般的團體機構執行，比方外科醫師由醫師公會任命，他必須先以學徒和職工的身分接受六到九年的訓練，並且通過嚴格的考試，才能獲得正式醫師的頭銜。在外科醫師數目不多，無法組織公會的地方，他們往往奇妙地依附於鍛鐵工業的公會，理由是兩種行業的人都有稀罕的特權，可以自製工具；而且當時外科醫師往往兼為理髮師和浴室的管理者。

西元一一四〇年諾爾曼王羅傑（Roger）下令唯有經過沙林

諾（Salerno）學校的教師考試合格的人才能行醫，於是此後醫療
學校便控制了醫師執照之發給。對於無照行醫的人，法律施以入
獄和褫奪所有財產的處罰。這個習俗不久就傳遍全歐洲，此後五
百多年之間，醫療行業一直都是在醫學校和醫師公會的庇護下自
行管理。後來學術界的自相分裂終於摧毀了這個制度；西元一七
二五年普魯士成立了一個新的制度，將醫師執照的頒發歸到國家
最高的考試機構管轄。

　　美國的醫師執照頒發制度一步一步地追隨歐洲而改變，在短
短三百年的歷史當中便經歷了歐洲兩千年傳統的變革。由於殖民
地時期的醫療人員沒有經過檢定，政府也沒有管制的法規，使得
若干密切結合的小型醫療團體擁有專業的聲望，他們的輿論抑制
庸醫的橫行。醫療學校和社團逐漸取代了檢定醫師資格的功能，
各州的考試機構後來又取代了這項功能和權利。西元一八七三
年，德州首先成立了考試機構，到一八九五年時大半的州都有了
類似的機關，西元一九一五年國家醫療人員檢定考試委員會終於
成立。

　　隨著醫師法迅速發展，醫師治療失敗時便容易受到「傷害起
訴」的案件調查，在醫療技術大為改進的時代卻產生這種訴訟問
題，實在是一大諷刺。美國醫師公會法律部門的主席──赫許曾
經說過：「近代醫師的技術本身助長了醫療失當的問題。由於醫
師的治療成效進步甚多，許多病人對於大半的醫療問題都期望得
到滿意的結果。」

　　法律上涉及「物證」的條例後來在應用上有所擴張。該條文
本來是應用於將異物遺留在病人體內的醫療疏忽；有的法庭將它
擴大，包括無法預料的藥物服用、免疫療法以及輸血所引起的不
良反應，他們忽略了許多醫療都包含著事先知道的風險。西元一

九七○年，美國加州法庭判決一樁醫療訴訟案件，要醫師賠償病人美金二十五萬元。理由是該病人在接受醫師施行主動脈攝影檢查之後，自腰部以下完全癱瘓，唯一的證據是該癱瘓現象在做完檢查之後立即發生。每年發生的醫療不當之訴訟案件逐漸增加，調查顯示外科所占的比例最高，其次為內科系，再次為骨科。

醫學對於法律的最大貢獻在於建立公共衛生的標準，這萌始於十二世紀，而在十九世紀完全確立。政府被認可在環境衛生、預防注射、毒品管理、以及飲水、食品、藥物的檢驗方面擁有管理權。

在罪犯的判決上考慮到醫療因素的實例從中世紀時代就有記載。這方面的創始者是十三世紀的作家布瑞克頓（Henry de Bracton），而第一次計畫在法律條文中訂定標準的是十七世紀赫爾爵士（Lord Hale）經手的判案。他在案中主張被告雖為重犯，但係患有憂鬱症精神疾病的人，其智能不及十四歲孩童，故不應負刑罰之責。這個判例在多年後一直是英國法律上的重要條例。

西元一七二四年，英國的法官屈瑞西（Robert Tracy）所頒布的條例在上述觀念方面似乎倒退了一步。他說：並非每一種瘋狂心態都可以使罪犯減除刑罰；只有對完全喪失瞭解和記憶能力，完全不知道自己做些什麼，與嬰兒或野獸畜生毫無兩樣的人才可以考慮減免刑罰。當時另一個條文更是奇怪：被告如果具有生育能力，便表示他在智能上尚有判斷力。

西元一八四三年發生於英國的一個刑事案件判決成為典型的判例，因為它促成所謂「麥克納頓法令」（McNaghten Rules）的成立。今天該法令已經為多數法庭所採用。該案件的主角為一患有妄想症的蘇格蘭木匠丹尼爾‧麥克納頓，他被「政府正在迫害他」的妄想所控制，謀殺了首相的秘書。在審判當中，辯方提請

九名醫師作證，指出麥克納頓毫無疑問是精神失常；最後被告終
於免除刑罰，被送到精神病院治療。

麥氏案件的判決贏得各方熱烈的贊許。但是維多利亞女王卻
激烈地反對，她召集主要的法官到宮庭裏去討論此事；這件案子
的處置最後促成法律上對於所謂精神失常的定義：當被告無能力
區別是非時，法律上的精神失常始成立。

西元一九二四年，一件由律師戴洛（Clarence Darrow）負責
辯護的著名案件雖然沒有促成新的法令，但是在法醫界留下了深
刻的印象。被告係兩名兇手羅泊（Richard Loeb）及列奧柏德
（Nathan Leopold）。戴洛知道自己無法引用當時的法令來支持他
想提出的「被告精神失常」之抗辯，也發現是非測驗可能不利於
被告的精神狀態。於是他先承認他的委託人有罪，然後說服法官
考慮精神病學上的證據而減輕刑罰。接著許多傑出的精神醫學家
包括懷特醫師（William Alanson White）、鮑曼醫師（Jarl M.
Bowman）、格路克醫師（Bernard Glueck）等人都先後提出這方
面的報告，輿論界也競先討論他們的論點。在長篇結論裏，戴洛
一再重申的論點是：一個人患了人格違常症應該接受治療，而非
懲罰。假如醫師被請去治療傷寒時，他會設法找出病人到底喝了
什麼水而得病，然後把該水源消毒，使別人不致於再從同一個水
源得病。但如果一個法官被請去治療患傷寒的病人，他會將病人
關在監獄裏三十天，然後相信沒人敢再得到傷寒。

當時其他的訴訟案件裏，被告都被要求接受是非測驗，而給
予嚴格的解釋。一個極端的例子是費許（Albert Fish）案件。費
許為一激烈的性異常者，他誘拐小孩，侮辱，砍傷他們，然後殺
他們，並吞食之，將他們的肉和蘿蔔、洋蔥等一起煮了吃。他在
精神錯亂的狀態之下狡猾地掠奪小孩，專門找貧民窟的小孩，尤

其是黑人小孩下手，他認為這些黑人貧民報警時較不受到重視；他也時常更改居住的地方；他經常在遊蕩時穿著外衣，裝做守門人，並且在侮辱小孩時可以很快脫掉，他被逮捕的時候往往能提出許多證據來證明他不在場。這件案子在審判時法庭否認他精神失常，因為他逃避警方的種種方法顯然是明知故犯，結果費許被處死刑。

現在有許多法庭為了使法律與醫學的進展相配合，將「麥克納頓法令」延伸到最具彈性的限度；同時某些精神科醫師也傾向於修改他們的鑑定報告，以適應法律上的非學術性名詞。這種修改使美國最高法院的法官法蘭克福特（Felix Frankfurter）對「麥克納頓法令」作如下的批評：「虛假的成分居多，只有宣判死刑的人引以為榮，採用它的人卻懷疑它的真實性。」因此他建議法律界拋棄這陳舊的定義，重新站在法醫的立場來討論整個問題。

少數法庭嘗試放寬「麥克納頓法令」的限制，而加入「無法抗拒的衝動」的條文，它在聯邦法庭以及美國四分之一的州法庭裏被採用過。簡言之，它接受「暫時性精神失常」的辯護，同意被告在情緒激動而無法保持意志力時所表現的行動不負法律之責。

但是各州對於此條文的應用差別甚大。有些州只同意極端的癲癇發作之情況為暫時性精神失常，有的州則承認強迫性精神官能症所引致的盜竊狂與縱火狂為暫時性精神失常。它與是非測驗法一樣，是隨著各個法官的廣義或狹義之解釋而主觀地被應用。

美國最高法院所頒布的「杜罕法令」（Durham Rule）對於精神失常的判決較諸以往緩和，不過仍然有限制。被告杜罕（Monte Durham）是一個並不重要的犯人，但是從醫學的觀點看來，他代表著一個引起重大爭執的典型例子。他的人格正好能通

過是非測驗，但還不能在社會上正常做人。

杜罕的智商爲八十五，他有很長一段時間在慈善機構。二十歲之前曾經企圖自殺，服役海軍時由於醫院診斷他是「人格極度異常」而被遣返。以後的八年當中，他兩度犯竊盜罪，在醫院和監獄之間往返。醫院診斷他是「帶有精神變態人格的精神病」，又一度診斷爲「沒有心理疾患的精神異常人格」。在他第三次離開醫院之後兩個月，因爲意圖盜竊被捕。他被送返醫院接受了十六個月的治療，其中包括胰島素休克療法，然後他被押返法庭正式接受審判，法官判定他精神正常，而處以重刑。

這個案子上訴到最高法庭時，法官推翻了精神正常的判決，於是引致意想不到的喧嘩。當時的法官貝茲隆（David L. Bazelon）是一位有學問，受過精神醫學薰陶的人，他完全不採用「麥克納頓法令」，而根據自己的看法判決。他認爲陪審團若發現被告的行爲是由於心理上的疾患或缺陷而造成，則應判決被告無罪。推事也駁回檢察官所引用的精神失常之定義，讓法官與陪審團自由地按照自己的判斷來決定被告是否精神失常。簡言之，這個新的規則替一百年前的法庭帶來新的生命。

貝茲隆法官的看法震撼了整個司法界，許多精神醫學家都紛紛表示欣慰。梅寧格醫師（Karl Menninger）稱之爲：「對於社會整體的革命性的影響。」美國精神醫學協會因此頒發榮譽獎給貝茲隆法官，宣稱他除去了精神醫學界和法律界之間所存在的重大障礙，開啓了兩者共同合作，以探求調和個人價值與社會安全的更好途徑。

較多的爭論是關切一旦開了爲精神失常辯護的先例以後，社會將受到什麼影響，擔心罪犯都可能藉著心理失常而逃避刑罰。

在受到「杜罕法令」影響的地區，由於發現精神失常而被判

無罪者增加了一倍，不過那只是從0.8％增加爲1.6％而已。因爲
罪犯不喜歡採用精神失常的辯護，除非是死刑的例案。有些顯然
精神失常的被告憤怒地拒絕「不正常」的指名；有的罪犯寧可坐
牢，卻拒絕被拘留於可能無法確定的、危險性不清楚的醫院。事
實上，在「杜罕法令」頒布一年後，杜罕又向當地法庭上訴，撤
回他的精神失常之辯詞，而要求定他的罪爲輕度竊盜。

　　法醫學上的漏洞使得杜罕這種人能夠在「負法律責任」和
「不負法律責任」之間施計謀。在美國的幾個州裏，被告如果能
證明在犯罪時精神失常，便可以被判爲無罪，不須再鑑定他目前
的精神狀態，就自由地離開法庭。法醫中的精神醫學家承認這些
缺陷的存在；不過他們指出監獄制度存在著更危險的漏洞。嚴重
的精神病患往往被送往監獄，受到一段時間的監禁處罰，然後又
被釋放到社會上去攻擊別人，許多調查指出這種精神病患占監獄
人口的1.5％。另一項調查發現，那些犯了謀殺罪的人往往比精神
失常的犯人更快獲釋。

　　美國的許多法庭不斷檢視沿用多年的法令之利弊，醫學與法
律都努力要超越障礙，互相溝通。在一項對三百名精神醫學家的
調查當中，79％不滿意法庭處理精神失常犯人的方式，只有12％
表示該處理方式合宜。律師與檢察官的意見雖然經常相左，不過
他們之中許多最傑出的人都贊成對犯人做醫學上更進一步的探
討。後來最高法庭法官卡多佐（Banjamin Cardozo）簡明有力地
將新的革命性觀念表達如下：「目前的精神失常之定義，幾乎與
眞實的心理狀態毫不相關，假若我們不願意接受精神失常爲辯護
的理由，何不乾脆坦白而無情地說明白？但是讓我們不要以含混
不清、枉顧眞實的定義欺騙自己罷，這種方法既非善良的道德，
也不是好的科學，更非好的法律。」

　　在英國，舊的法令也遭遇嚴厲的挑戰。英國皇家死刑判決委員會指出「麥克納頓法令」應該修改得更加寬鬆，讓陪審團自行判定被告是否患有心理疾病或智能障礙，以致無法負行為之責。蘇格蘭司法界主張刑責應該減輕，他們對於精神失常的證據極為脆弱的重罪犯人免除了死刑的判決。

　　大半的歐洲國家在醫學與罪犯法的合作上比美國進步很多。挪威、瑞典、丹麥的制度大致相似，他們都聘請了公正無私的精神醫學家當法庭陪審團，以便在引起有關情緒疾病的爭辯時提供意見。他們也強調給予多數犯人短期監禁的復健價值。在丹麥，只有2%的精神失常罪犯被監禁五個月以上。

　　丹麥的累犯被送到特殊的機構，其中大半是被判決為精神失常而不須負法律上的責任。他們住在新式住宅裏，可以自行選擇職業，可以自由表現他們自己，唯一的限制是一堵圍牆將他們與世界隔開。精神科治療的施行並不強制，不過一旦某個犯人想回到社會時，醫師就開始為他作精神治療。性異常的犯人有時被閹割，但都事先徵得他們自己的同意。該機構的負責人史特勒普醫師（Dr. Georg K. Sturup）估計約50%-60%的罪犯都返回社會，他們並非個個都被治療完全，但是一般都失去了犯罪的傾向，假如某個被釋放的犯人無法做到成功的過渡生活，便再被送回該機構。

　　法國、比利時與盧森堡對於「心理狀態的無法負責任」所下的定義很寬鬆，強調對所有判刑的犯人作完整的精神鑑定。法國對婦女在來經之前情緒緊張，因而出現暴力行為時，在審判當中傾向於採用「無法抗拒的衝動」為理由辯護。盧森堡對所有的精神失常犯人一律施以為時三個月以上的監禁，而所有年輕的被告都要送到一個社會防衛機構（Institute of Social Defense）去接受

詳細的生物學、精神病理學和社會學方面的檢查。義大利與瑞典所沿用的條文本質上與「麥克納頓法令」相同；瑞士完全採用是非測驗法。荷蘭在法令理論上與瑞士幾乎完全一樣，不過在實際應用上比較具有彈性，他們的性犯罪者經常被判決不負刑法之責。所有被控謀殺的罪犯，都要接受半年或更長時間的完整精神鑑定。

美國所有判案中有65%-80%涉及醫學的作證。人身傷害案子70%的判決主要根據醫學的作證，醫師變成了熱門的證人，這是他們極力想避開的事。康州法醫檢察官辛德爾醫師（Sidney Shinde）說：「對醫師而言，法庭就是要他浪費寶貴時間做不適當的觀察，然後提供有限的意見，而法官還是無法瞭解問題的細節，可能也不相信你的看法。」

醫師的職業身分可以給予自身某種掩護。有個檢察官曾經這樣批評說：「陪審團通常尊重醫學上的證據，而討厭檢察官大吼大叫、冷諷熱嘲的交互質詢方式。」另外一些因素也可以使醫師出席法庭的時候不致於太緊張，比方他應該準備好該案例的完整病歷，病歷應該直接從病人獲得，而不可透過第三者去蒐集。所有的記載應該可以馬上當面檢查，所有的發現都要完整地記載下來。

所提供的證據如果能夠避免被雙方引用來對抗另一方時，法庭上的爭執便會變得更加減少。在往往極為激烈的人身傷害訴訟案件當中，曾經出現過許多先鋒；他們努力去組成包含公正無私的醫學證人陪審團，其中比較成功的一個計畫是由醫學團體與法律團體共同參與，贊助者包括紐約州的最高法院、紐約州與紐約市的律師公會、紐約醫學協會、以及紐約州醫師團體，其主要目標是將資歷高的各科專業醫師組成一個陪審團，隨時應邀出席法

庭，擔任公正無私的專家證人。公正的檢定在審判之前必須先完成，並且複印送交有關的各個團體。

　　總之，在現代社會，醫學與法律，已密切的發生關聯。

10.2　醫學與犯罪

　　柯南道爾爵士應用了他的醫學經驗，將小說中的名探福爾摩斯，描寫成善於觀察細微之處，而獲得驚人推論的醫師。在今日，現代犯罪學家應用醫學和科學技術，可以偵察出當年福爾摩斯透過他那充滿神秘意味的眼鏡也想不到的事物。

　　生物學、化學，與物理學可以幫助我們從一根毛髮、一點粉末，或一小片金屬發現線索。犯人的衣著，職業和習慣，在這樣細微的檢查之下，都可以被推斷出來。心理學也提供另一方面的幫助，使調查者得以預測，犯人在犯罪前會做些什麼事情。

　　早期的人時常將粗淺的法醫與立基於迷信的測驗混爲一談；中國的古代著作《洗冤錄》（圖五）即爲一例。這本書指出官方驗屍的標準，列圖說明致命與非致命的傷口部位，並且提出如何鑑定傷口產生於死亡前後的方法。中國古代的法醫檢驗方法奇妙得很，他們在水中滴入兩滴血液，觀察它們混合起來的形狀，然後便據之推斷種種關係。在上吊而死的案件裏，死者究係自殺或他殺，完全根據繩索擺動的形狀來決定。

　　希伯來人和羅馬人偶爾也採用法醫的證據，不過西方人的法醫學實際上是從征服羅馬帝國的「日耳曼野蠻人」開始的。他們有一種迷信的「對質」方法，認爲受害者的屍體靠近謀殺者時會再流出血來。這個習以爲常的方法竟然還沿用到十七世紀。

　　採用醫學上的根據來鑑定傷痕的作法，在西元一二○七年頒布的「諾爾曼法律」（The Norman Laws）、西元一二二○年路易王頒布的法令以及一二八七年菲力普大帝頒布的法令裏開始受到重視；十四世紀初葉，菲力普國王（Philip the Handsome）在巴黎的法庭裏重用外科醫生和立誓效忠的醫學專家。西元一二四九年，義大利聞名的外科醫生沃夫（Hugh of Lucca）被任命為波羅那（Bologna）地方的官方專家；該城市遂成為法醫學的領導中心，擁有最進步的法律與醫療學校。

　　在犯罪案件中採取屍體解剖鑑定法，起源於波羅那的外科醫生威廉（William of Salieto）與伐里那拿（Bartolomea da Varignana），時為十三、四世紀。十六世紀德皇查理五世頒布法律，要求對於暴力致死的案子「慎重地檢查屍體，如有必要，得剖開之」。

　　一五七五年柏雷醫師（Ambroise Paré）首次在法庭上提出法醫鑑定報告；他仔細地描述傷痕，指出頭顱破裂的徵象，以及食道、氣管、肺和其他器官的損害；他也注意到腸壁被毒藥腐蝕的變化。另一個重要的研究是佛杜納斯・費德力斯（Fortunas Fidelis of Palermo）發起「所有犯罪案子都應該做屍體解剖」的改革運動。

　　義大利羅馬的保羅・沙查斯（Paul Zacchias）是第一個將過去有關法醫學的著作予以整理統一的醫師，他被尊稱為「法醫學之父」；他於一六二一年出版《法醫問題研究》（*Questiones medico-legales*），在隨後將近兩個世紀的時期裏，被奉為經典之作。他設計了以味覺和嗅覺的檢查來鑑別毒藥的方法，身為天主教徒的他也關切教堂法。當時的教徒以為一個人如果身上有一處缺乏痛覺，那就是魔鬼的記號，那個人便是弄巫術的人，對此沙

查斯予以否認。在其他方面，他將愛情定義為心理失常，並且主張成人婦女的強姦案是很難造成的，也很難證實。

其他十七世紀法醫學的重要改革者有約翰・波恩（Johannes Bohn）與簡・史萬摩丹（Jan Swammerdam）兩人。波恩將損害分類為「本身致命的」與「只有在意外情況之下才會致命的」兩種；史萬摩丹設計區別死產與可能殺嬰的方法，他的理論根據是：嬰兒的肺如果能浮在水面上，就表示他有呼吸過。

毒物學在十八世紀有了巨大的進展，當時的研究者發展了許多化學試驗法，來鑑定毒物的存在與否及其種類，於是毒害的罪案大為減少。哈勒曼（Samuel Hahnemann）、麥芝格（Johann Metzger）、羅斯（Valentin Rose）與馬許（James marsh）對於鑑定砷中毒的工作都有貢獻；史達斯（Jean Servais Stas）是第一位分析「植物毒」的人。

著名的毒物學家——西班牙的歐菲拉，將他的研究結果發表於世，使毒物學更為進展。一八一三年他以二十六歲的英年出版鉅著 "*Traité de toxicologie générale*"，贏得國際聲名，而成為歐洲毒物學權威，在許多審判案件中被聘請為鑑定專家。

法國的德維吉（Alphonse Devergie, 1798-1879）在巴黎陳列無名死屍待人認領的地方，發起法醫鑑定的工作。他並且成立了法醫協會，出版影響深遠的著作《法醫學：理論和應用》。德國人卡斯伯（Johann Ludwig Casper）將德維吉的工作予以擴大，寫了《法醫解剖與法醫學的應用手冊》一書。這兩個人在犯罪研究領域方面居於領導地位。

羅姆洛索（Cesare Lombroso, 1836-1909）醫生企圖應用體質人類學的知識（衡量眼、耳、鼻、骨盤、腹部與四肢）來鑑別犯罪人格；他相信犯罪是隔代遺傳，在演化的尺度上與野人、精神

病人和人猿具有密切的關係。儘管有這種偏狹的理論,他卻促成了法醫界應用對於生理型態的密切觀察,來達到指認目的之觀念。一八九五年他首次嘗試測量嫌疑犯的血壓、脈搏來偵察他的反應,可謂現代測謊器的創始者。

一八七九年父親是醫生的法國探員柏第隆(Alphonse Bertillon),引進一個複雜的系統,來記錄各個罪犯的個別數據;他採用十一個參考要點,其中最基本的是頭圍和長度、中指長度、左腳長度、前臂自肘關節至中指末端的長度等,這種方法可以防止罪犯冒名。據稱它可以減少罪犯彼此相類似的情況到每4,191,304個犯人當中只出現一個。柏第隆也將罪犯的攝影予以標準化,必須包括整個正面臉部與側面像,還得在同一個距離、同一個光度下拍攝。而罪犯的頭一定要保持在同一個位置,另外還要素描,仔細地描述頭部的特徵,而以標準化的關鍵詞句記錄下來。

不久之後,指紋的採用就發展起來了。這要回溯到一六八六年馬爾畢基(Marcello Malpighi)發現指端具有各式各樣環狀螺旋的紋路開始。一八五八年赫薛爾爵士(Sir William James Herschel)在印度首次對指紋作了粗略的實驗;一八八〇年英國的法爾德醫師(Dr. Henry Faulds)在東京時,開始以科學化的技巧記錄指紋。

馬克吐溫也對指紋的發展頗有貢獻,他的作品《密西西比河上的生活》與《笨人威爾森》中均提到指紋。前者藉大姆指指紋抓到了兇手,後者以法庭審判的一幕詳細說明指紋的意義。指紋正式為官方所採用是在一八九一年,阿根廷的犯罪學家梧切悌許(Juan Vucetich)根據英國人類學者蓋爾頓(Francis Galton)的看法,建立指紋分類系統。一九〇一年英格蘭與威爾斯的警方開始

應用指紋緝盜，兩年以後紐約的監獄機構在美國首次應用指紋於罪犯身上，此後這種方法很快就取代了柏第隆的方法。

血型鑑定在一九〇〇年開始應用於法醫學上，當時正值烏連戶斯（Paul Uhlenhuth）發明了區別人類和動物血液的血清技術。一年以後，蘭史泰納（Karl Landsteiner）發現根據血清凝結紅血球的不同反應可以定出不同的血型。這種分析步驟雖然沒有決定性的鑑定功能，但是足以排除許多無辜的嫌疑犯。

稍後，犯罪學家又發現燒死的屍體可以在氣管與肺部找到煙垢，溺死的屍體可以在肺組織裏找到藻類，並且胃裏往往含有氣體、水和泡沫的混合物，因為這是腹肌在咳嗽與吞嚥時會抽搐所致。只有溺水之前經過一番掙扎的人，這些混合物才進到十二指腸。

彈道學的發展刺激葛瑞維樂（Philip Gravelle）發明了比較顯微鏡，它被用來研究彈痕，後來更應用在各種自然或人為的事物之觀察。一九三〇年發現人體的毛髮可以依照其細胞結構來分類，這是一項非常重要的成就。

心理生物學的發展也開始應用於犯罪學方面，最先是引起爭議的測謊器之發明。一九一四年貝奴希（Vittorio Benussi）首先發表他對於說謊時的呼吸變化的研究；他發現說實話之前的吸氣／呼氣時間比率大於說出來之後，而說謊之前的比率則小於說完之後。一年之後，瑪士通（William Moulton Marston）使用血壓計來測量說謊前後的血壓變化。後來拉申（John A. Larson）製造了一部機器可以同時測量脈搏、血壓及呼吸；一九二六年奇樂（Leonarde Keeler）又增設皮膚電反應的部分。測謊器如今已廣泛地為警察單位所應用，但多數法庭不採信其報告。

應用心理學也參與發覺罪犯。其理論根據是：罪犯往往有其

特殊的行為模式與固定的習慣，而重犯的紀錄表上都記載有這些
資料。所以將一件犯案的細節與這些紀錄相比較，有時便可以將
嫌疑犯歸類於某種類型。犯罪學家並且發表了這種方法的成功百
分率。

　　標準的警署化驗室分為三個部門；一為化學部門，科學家在
此分析藥物和毒品，調查縱火和爆炸的案件；一為生物部門，專
門化驗血液、組織、精液、毛髮、纖維和植物屑，目標是證實嫌
疑犯的東西與現場遺留下來的，來自同一根源。第三個部門處理
彈道，檢驗工具和器械的特徵，處理諸如油畫的粉屑、玻璃、泥
土與脂油等。應用的技術包括 X 光繞射分光光度計、電子顯微
鏡、廣角攝影機，以及中子震擊器。

　　在他殺的案件中，決定死亡時間往往是不易的，屍僵可以在
死後二到六小時內的任何時刻產生；體溫的降低程度由衣著的多
寡、室溫及其他因素而有相當的變化；屍體腐敗的速率亦相當不
平均。醫學化驗人員往往依賴反覆查驗得來的線索，比方胃裏未
消化的食物等來判定。

　　骨骼的鑑定要靠牙齒的檢查、骨骼的特徵、病理狀態的存在
等等的幫忙。從頭顱和長骨可推測年齡和身材，以及大略的臉
形；根據坐恥骨指數和兩髖骨間距指數，以及恥骨弓角度的大小
可以決定性別，其準確性達99%。發育良好的左肱骨顯示此人為
慣用左手者。

　　被害不久的屍體，其表皮往往帶有血液、汗液與唾液，受過
姦淫的屍體則沾有精液；精液可以被螢光透過，也可利用紫外線
來偵測。血跡很容易注意到，可是沒有一般人和許多警察所認為
的那麼有用；乾掉的血跡極難分析血型，不過有些醫學犯罪學家
極力強調研究血液中的穩定化學成分之重要性。目前則因DNA的

鑑定，而有很大的進展。

毒物分析的主要難題在於種類太過於廣泛，包含了殺蟲劑、家庭用的化學物品與藥品等等；有位毒物學專家估計，目前一般人可以拿到，且可以致人於死的化學藥物有兩千種左右。往往只要微量如一毫克，就可以散布全身各處；於是要想取得足夠的組織來做各種試驗就變得困難。醫學檢驗者針對這個問題改進種種技術，設計出X光繞射器、螢光法、比色計、質譜儀、紫外線分光光度計（spectrophotometry）、紅外線分光器、紙層析法與氣體層析法，以及酵素學。

中子活化分析法（neutron activation analysis）是很有效的檢驗毒物方法。將待測品置於核子反應機內，以中子衝擊之，使之轉變成帶有放射性的同位素，這種同位素可以利用伽瑪線分光儀予以鑑別；這種技術敏感度極高，因此極微量的物質（小至十億分之一克）也可能被偵察出來。該方法的好處就是往往不會損傷被測物，所以證據可以保存到上法庭時提出。

毒物學的技術經過些許修改以後也應用於鑑定一些物品，諸如唇膏、顏料、油脂、蠟、瀝青及爆炸物，於是種種商業產品的化學成分都逐一被分析出來，而列成一幅巨大的參考圖表。假若警員需要檢查某種被害者襯衫上所沾有的唇膏味來源，他可以從這個圖表上找到可供比較參考的記載。

最近的巨大進展是將中子活化分析法擴展到能夠用來鑑定毛髮。一根毛髮如今可以分析成十種微量元素（包括鈉、鋅、溴、銅、鎵、金、砷、銻、鑭與釤）。其組成往往因人而異；據估計，假若八種元素組成兩種物質，相同的機會只有白萬分之一。俄國的犯罪家又發展出別的鑑定毛髮的方法：利用其光折射率與彈性；來自不同人身上的毛髮在光折射率上有0.0045臨界範圍內

的差別，而其斷裂張力則相差四十克左右，因此可以區別出來。

纖維的分析與細胞的分析方法相似，包括化學與構造上的比較；類似的技術也用來鑑定木頭、塑膠、金屬、玻璃與橡皮，它們包含光譜儀、分光光度計、X光繞射器與電子顯微鏡。

槍砲的檢驗方法極為發達；它包括彈孔和周圍燃燒產生的粉末的分析，由此判定射擊的距離與方向。渦克（Joseph T. Walker）設計了一種方法，用以測量衣服上殘留的砲灰的硝酸鹽成分；低能量X光可以照射吸附在彈孔四周的鉛，而產生不同的X光照片。這種技術可以幫助專家決定該射擊是自殺或他殺。

在判斷疑犯有否開槍的技術上，傳統的方法是「石蠟手套」，將疑犯的手塗上石蠟，製成模型，然後切下該模型，以化學藥品來試驗是否有硝酸鹽。在開槍後二十四小時內可以採用此法，但並非任何情況之下均能奏效。為了求取更可靠的方法，犯罪學家又利用中子活化分析法，將製成的石蠟模型，或從手上擦拭下的東西放入分析器內，便可以分析出非常微小的成分來（銻、鋇、汞等）。有的專家相信將來中子分析器可以改良到足以檢查出彈藥的種類以及發射了幾顆子彈。

指紋的系統各國不盡相同；拉丁美洲國家多採用阿根廷的梧切悌許所發明的分類公式，美國則採用蘇格蘭的亨利爵士（Sir Edward Henry）所設計的參考表。兩者都是應用紋路類型的逐點比較法。亨利系統依據八種基本類型而成立，包括平面弧型（plainarch）、突起弧型（tented arch）、左右環線型（right & left loops）、平面迴紋型（plain whirl）、中央袋狀環線型（central pocket loop）、雙環線型（double loop），以及所謂的異常環線型（accidental loop）。每一種環線依照它的印象位置而被註明固定的數值；十個手指頭都算在內，結果就產生總數達一千零二十四種

的組合樣式，這些樣式即作為指紋的基本分類。

　　當兩種指紋證實為同一類型時，分析者就進一步檢查紋路的數目、紋溝的形狀和位置。更細微的構造比較可以擴展成一百點，不過只要其中二十五點完全相符合，這兩種指紋就被認定是同一個人的，而發生兩者為不同人的指紋之機率則小於1/1030。

　　隱藏的指紋有時可以從玻璃、金屬或木質物品上採取，其方法是撒一些可以顯出對比色澤的特殊粉末在上述物品上，該粉末便黏在皮膚接觸物品時留下的油渣之上，然後便可以追蹤紋路類型。該指紋再經拍照以後，便可以膠帶黏附起來，以供保存。

　　指紋的特殊價值在於它是個人一生永不改變的特徵，並且很難加以破壞。大名鼎鼎的罪犯迪林格（John Dillinger）以酸液滴在指頭上，企圖破壞他的指紋，但是他沒有能夠把邊緣的紋路毀掉，結果還是清楚地證實了他的身分。其他也有利用外科技術與皮膚移植想消除指紋的罪犯，但都失敗了。

　　筆跡是另一個能夠大大地幫助鑑定罪犯的工具。它有時也指出個人的教育程度、文化背景以及人格特徵。足以提供機密的書寫特徵包括運筆的走向、相對的斜度、用筆的壓力、字與字的連接方式與空格、各行的曲度、比率、抖動的程度、基本的準線與明暗度；書寫的習慣如此根深柢固，所以大多數的人很難改變他們的形式。當罪犯企圖改變筆跡時，筆跡學家可以利用顯微照相與顯微測量，偵察書寫的人忽略更改的微小地方。

　　打字在專家眼裏也是人人不同，可以區分的；比較的重點在於底線的樣式、空格的錯處、磨損的字母等等。一個人若慣用打字機，他會隨著打下字母的韻律而遺留痕跡在紙上。但現代人已沒有使用打字機，而改用電腦。

　　偽造筆跡或打字可以利用化學、攝影與其他試驗查出來。紫

外光可以顯出塗擦過或刪除過的地方，紅外光可以使塗掉的章節重現出來，分析墨水有時可以證明一篇文章的兩個章節是相隔一段時間寫成。僞造的文書如果是在該文書摺疊過之後才增寫上去的話，它的弱點就特別顯著；顯微鏡檢查可以在摺疊處發現凸起的地方，這是由於第二次書寫時劃破紙張的纖維而造成。

在種種犯罪學的檢查技術裏，攝影放大技巧改善了鑑定的能力。攝影機在其他多種任務中也被採用，包括監視等。現代到處都裝有監視器監視壞人，銀行店舖裝有自動攝影機，隨時可以拍攝每一個走進來的人。

電子竊聽器的高度功能使監視的技巧登峰造極；最古老而普及的方式是「電話竊聽」，儘管許多禁令反對這種侵犯個人自由的手段，可是它依然廣泛地被採用著。其他比較通俗的設計有：具高度敏感性的定向無線電，可以收聽到隔著一排建築物以外的輕聲談話；有些電波放射線束可以記錄屋裏談話引致的聲波在窗玻璃上的震動，而解析成會話內容。

對於現代法醫學而言，死人是可以告訴我們案情的，而現代的DNA基因比對，更讓犯人無所遁形。

結　語

　　醫學是與人的健康和生活密切相關的學問，也是進步最神速的科學之一。我想用下列醫界名人所講的話，來作個總結，讓讀者瞭解醫學這個行業，也讓未來有志於從事醫學的人，先問自己，是否可以符合下述的要求：

　　醫學這個行業，就如同美國神經內分泌外科鼻祖哈維·庫欣（Harvey Cushing）所講的：「醫學需要終生學習；身為醫師，如果有一天沒有學到一些有關疾病或診療上的新知，不僅疏忽了學習的機會，也可視為浪費了那天的光陰。」而約翰森（Wingate Johnson）則認為，「一位真正的醫師必定是仁慈的公民，一位非常懂得人性和深深瞭解人情的人。他必定是一位有教養的人，有豐富的學識，也有同情的情操。一位藝術的愛好者，一位科學的研究者」。

　　至於在治療病人方面，麥慕瑞（John MacMurray）說：「恰如一味授課而對他的學生不加教導的教師不是一位好老師一樣，一位只以疾病而不以病人為醫治對象的醫師，也不是一位好醫師。把病人視為一位亟需幫助的人，乃是醫學上所有問題的焦點。」而「醫療照顧有三個層面：治癒疾病，有時可以；減除痛苦，常常可以做到；給予精神上的支持，則隨時都可以。」絕不要對病人說「抱歉，我已盡力而為」，則更是常被引用的名言。

　　此外，霍瓦德（Robert B. Howard）提到醫者重要的身體語言：「治療者將手觸及病人身體用以減輕痛苦及促使復原的動作，直到今天仍為治病之妙方，為科學療法的一項重要輔助。」

在安寧照顧方面，一九六七年在英國開設世界上第一個安寧病房的桑德斯（Saunders）醫師說：「當去世那一天，有家人圍繞，總比被點滴或裝置隔離為佳。」而德夫林（Lord Justice Devlin）也陳述了相似的觀念：「醫師有義務維護病人的生命，如果有可能保全的話；可是他沒有義務，無論在法律、道德或倫理上，延長一位瀕死病人的痛苦。」

在醫學教學上，米勒（Henry Miller）則指出「就一般的醫學生而言，很多東西學了之後過不久就會忘記，只因它無關於實用。對我們有幾分重要的知識就較易學習，我們用得上的知識才會牢記不忘」。當今醫學新知正在快速累積，因此，在醫學教學上自須更嚴守「學以致用」與「實用優先」這兩個基本原則。

在研究方面，塞德勒（Adward Seidler）則提到「醫學不是為科學服務，而是為病人服務」，而克斯特勒（Arthur Koestler）更指出原創性的重要：「天才的主要標誌不是完美，而是創造力和新領域的開發。」亞伯孫（Philip H. Abelson）則強調研究要能提升知識：「研究只是一種有趣的嗜好，除非它的結果經過評估而編入知識的總體。」而研究是無所不在的，正如其斯納（J. B. Kirsner）所講的：「從事研究不一定要在實驗室，也可在病人的床邊，說真的，也可在人的腦子裏進行。」

在文末，我要引用重要的兩段話與大家分享，那就是福來其爾（William S. Fletcher）說的：「作為一位醫生是一種福份（privilege）。能成為這一行世界上最古老有學問的專業的一份子是一種福份。能擁有健全的身心來學習醫學是一種福份。志願從事像醫學那樣引人入勝的專業作為終身事業，更是一種福份。」以及近代醫學的重要導師歐斯勒（Sir William Osler）所講的「業已奮鬥，業已盡力，業已忠於某些理念——僅憑此就值得努力」，

也就是從事醫學的人到了退休之時，對過去自己的行事爲人，如
可了無遺憾，那該是一生中最大的安慰。

主要參考書目

陳勝崑著，1992，《中國傳統醫學史》，台北，橘井。

卡斯蒂廖尼著，2001，《醫學史》，廣西，廣西師範大學出版
　　社。

張天鈞編著，2003，《人與醫學》，台北，台大出版中心。

鄭泰安編譯，2004，《醫學、藝術、人生》，台北，橘井。

丁朱編譯，2004，《現代醫學雋語》，台北，橘井。

王浩威等著，2000，《醫生的意外旅程》，台北汐止，新新聞文
　　化。

徐茂銘編著，2005，《耳鼻喉科戰備手冊》，台北，橘井。

Loudon, I. (1997), *Western Medicine: An Illustrated History.* Oxford:
　　Oxford University Press.

Porter, R. (1996), *Medicine: Illustrated History.* Cambridge:
　　Cambridge University Press.

Emery, A. & Emery, M. (2003), *Medicine and Art.* London: Royal
　　Society of Medicine Press Ltd.

Kevles, B. (1997), *Naked To the Bone: Medical Imaging in the
　　Twentieth Century.* New Brunswick, N.J.: Rutgers University
　　Press.

國家圖書館出版品預行編目資料

醫學是什麼 = What is medicine? / 張天鈞著.
-- 初版. -- 臺北市：威仕曼文化，2005
[民94]
面； 公分. --（應用科學叢書；1）

ISBN 986-81493-5-5（平裝）

1. 醫學

410   94016141

應用科學叢書 1

醫學是什麼

作　　者／張天鈞
出 版 者／威仕曼文化事業股份有限公司
發 行 人／葉忠賢
總 編 輯／閻富萍
地　　址／台北市新生南路三段88號7樓之3
電　　話／(02)2366-0309
傳　　眞／(02)2366-0310
郵撥帳號／19735365
戶　　名／葉忠賢
印　　刷／大象彩色印刷製版股份有限公司
Ｉ Ｓ Ｂ Ｎ／986-81493-5-5
初版一刷／2005年10月
定　　價／新台幣320元